Hinweis bevor es losgeht – warum sind keine bzw. wenige Fotos im Buch?
Viele werden sich fragen, warum dieses Buch ohne bunte Fotos angeboten wird. Dies ist ganz einfach erklärt. Fotos sind ein hoher Kostenpunkt, den der Endkunde zu tragen hätte. Ein Diät/Rezeptbuch mit Hochglanzfotos würde einen Preis von mehr als 20 Euro haben. Wir möchten unseren Lesern jedoch günstige Buchpreise bieten, deshalb haben wir bewusst auf bunte Hochglanzfotos verzichtet.

In vielen Ratgebern handelt es sich ohnehin stets um Beispielbilder. Mit Foodstylisten, die zusätzlich Geld kosten, kann alles wunderbar dargestellt werden. Generell sieht ein Gericht zu Hause immer anders aus, als auf bunten Hochglanzbildern versprochen. Diese Enttäuschung möchten wir unseren Lesern ersparen und punkten mit innovativen und besonders leckeren Ideen. Zudem ist es bedeutend umweltschonender, auf den Druck von Bildern zu verzichten. Ein Punkt, der in der heutigen Zeit immer mehr an Wichtigkeit gewinnt. Nun möchten wir euch aber nicht mehr auf die Folter spannen. Wir wünschen euch gutes Gelingen und viel Spaß dabei, endlich schlank und fit zu werden.

Vorwort

Diäten schießen wie Pilze aus dem Boden und passend zu jeder neuen Jahreszeit wird auch eine vielversprechende, neue Ernährungsform vorgestellt, bei der die Pfunde, am besten automatisch, purzeln. Jede dieser Diäten hat garantiert ihre Berechtigung und ist für den einen oder anderen auch wirkungsvoll - jedes Ernährungsprogramm passt jedoch nicht zu jedem Typ. Was häufig nicht beachtet wird ist, dass auch der Stoffwechsel angeregt und der Bio-Rhythmus jedes Menschen im Einklang sein soll. Was hilft die beste Diät und das disziplinierte Kalorienzählen, wenn der Stoffwechsel nicht arbeitet und der Körper kein Fett aus den eigenen Depots verbrennt. In diesen Fällen ist jede Mühe umsonst oder sogar kontraproduktiv, da der Körper nun auf Sparflamme gedrillt wird. Er funktioniert mit der verminderten Energiezufuhr. Wird mit der Diät aufgehört und wieder normal gegessen, werden die zusätzlichen Kalorien sofort gespeichert und für schlechte Tage an den Hüften, Oberschenkeln und am Bauch abgelegt. Das Ausgangsgewicht ist schnell wieder erreicht und zusätzlich hat sich der Körper einige Kilos zusätzlich für schlechte Tage in den Speicher gelegt. Dies ist die typische Entstehung eines Jo- Jo-Effekts. Wie dieser aber vermieden werden kann, und wie das Abnehmen dank der Intervall Diät wirklich einfach, und für jeden einzelnen auch typgerecht funktionieren kann, möchten wir in den folgenden Kapiteln intensiv behandeln.

Hier erfährst du, wie das Intervallfasten funktioniert, und warum du dabei auch nie das Gefühl haben wirst, auf Diät zu sein. Wir verraten dir, wie du deinen Stoffwechseln täglich ankurbeln kannst, damit dein Körper nicht nur die zugeführte Energie, sondern vor allem die eigenen Fettreserven verbrennt. In diesem E-Book erklären wir dir Schritt für Schritt, wie durch Intervallfasten der Bio-Rhythmus benutzt wird, um die eigene, innere Uhr quasi auf "Schlank" zu stellen. Ist der Stoffwechsel erst aktiviert und auf Hochtouren, so macht es auch nichts, wenn du ab und zu über die Stränge schlägst und zu viel isst. Natürlich solltest du es nie übertreiben und nach einer Woche Völlerei, zum Beispiel nach den Feiertagen, wieder den ein oder anderen Intervallfasten-Tag einlegen.

Du findest hier nicht nur eine genaue Anweisung, wie du das für dich am besten funktionierende Programm zum Intervallfasten findest, wir erklären auch genau, warum dieses Programm so sicher funktioniert. Zusätzlich haben wir einen abwechslungsreichen Diätplan für 14 Tage für dich vorbereitet. Jeder Tag beinhaltet 4 Mahlzeiten: Frühstück, Mittagessen, Zwischenmahlzeit und Abendessen. Damit du sofort weißt, wie viele Kalorien du zu dir nimmst, haben wir die genauen Nährwerte aufgeschlüsselt. Dadurch kannst du auch die Gerichte verschiedener Tage beliebig austauschen, sofern dein angestrebter Kalorienumsatz stimmt.

Egal für welches Modell des Intervallfastens du dich entscheidest, dieser Diätplan findet bei allen Varianten Anwendung. Mit diesen leichten und schmackhaften Gerichten und der Intervallfasten- Methode werden auch bei dir im Nu die Pfunde purzeln - und dies dauerhaft. Wir verraten dir Tricks, damit du dein Wunschgewicht auch künftig halten kannst und wie du aufkommenden Heißhunger erfolgreich bekämpfst.

Als Bonus haben wir für dich aromatische und schmackhafte Rezepte für Getränke vorbereitet, denn trinken ist besonders während einer Diät immens wichtig. Mit diesen Getränken fällt es dir sicher leicht, auf Limonaden und zuckerhaltige Säfte zu verzichten. Oft sind nämlich genau diese Getränke mit ein Grund, warum das Abnehmen so gar nicht klappen will.

Ebenfalls haben wir für dich Tipps gegen starke Heißhunger- Attacken vorbereitet. Auch wenn du bei dieser Diät ausreichend essen darfst und es eigentlich keinen Grund für Heißhunger gibt, manches Mal spielt uns der Körper einen Streich. Sobald das Gehirn nur das Wort Diät meldet, entsteht ein starkes Verlangen nach bestimmten Lebensmitteln, meist Schokolade und Zucker. Mit unseren tollen Vorschlägen verschwinden auch diese Attacken im Nu und du wirst bemerken, dass diese Momente nur mehr sehr, sehr selten auftreten.

Wir wünschen dir viel Spaß mit diesem neuen Abnehm-Programm und wünschen dir ein gutes Gelingen. Es freut uns, dass wir dich auf dem Weg zur Traumfigur ein Stück weit begleiten dürfen.

Was ist Intervallfasten?

Grob gesagt handelt es sich beim Intervallfasten um ein Ernährungsprogramm, bei dem die Zeit in Phasen für Nahrungsaufnahme und Phasen mit striktem Fasten - während der gar nichts gegessen wird, eingeteilt sind. Wer sich nun von dem Wort striktes Fasten abgeschreckt fühlt, dieses Programm ist nicht mit dem üblichen Heilfasten zu vergleichen. Beim Heilfasten wird meist für mehrere, meist 5 Tage, komplett gefastet und der Körper erhält in dieser Zeit nichts anderes als Flüssigkeiten oder ein bestimmtes Nahrungsmittel. Beim Intervallfasten aber sind die Phasen des Fastens bedeutend kürzer. Je nach ausgewähltem Schema wird lediglich zwischen 12 Stunden und 24 Stunden gefastet. In dieser Zeit gibt es tatsächlich nichts zu essen. Du wirst jedoch schnell merken, dass das nicht nur sehr einfach ist, sondern zusätzlich viele Vorteile bringt. Zudem fallen die Stunden des Fastens ohnehin auf die Nachtstunden und du nimmst quasi im Schlaf ab. Ausreichend zu schlafen ist auch während einer Diät sehr wichtig, da der Fettabbau meist im Schlaf stattfindet und sich die Zellen nur während eines tiefen Schlafs regenerieren können.

Ein weiterer Unterschied zwischen klassischem Heilfasten und dem Intervallfasten ist, dass du hier zum Beispiel nicht auf deinen geliebten Kaffee verzichten musst. In kleinem und gut dosiertem Maße sind hier sogar kleine Leckereien wie ein Gläschen Wein oder auch eine Rippe Schokolade erlaubt. Dies natürlich nur während der Essenszeit, aber immerhin. Um gute und rasche Resultate zu erhalten, solltest du auch bei diesem Programm auf zu viele Kohlenhydrate verzichten - generell gibt es jedoch nur wenige Verbote und du wirst dich mit der Intervalldiät garantiert schnell wohl fühlen.

Warum und wie funktioniert das Intervallfasten?

Das Intervallfasten baut auf den Urinstinkten der Menschen auf. Bereits in Urzeiten wurden Zeiten des Überflusses von Zeiten des Mangels unterbrochen. Durch zahlreiche Studien fand man heraus, warum zum Beispiel Steinzeitmenschen, die während der Sommermonate hemmungslos schlemmten, dennoch nicht übergewichtig waren. Auf Phasen, in welchen viel Nahrung vorhanden war, folgten Zeiten, in denen aus Ermangelung vieler Nahrungsmittel gefastet wurde. Die längeren Hungerperioden wurden jedoch problemlos überstanden, da der menschliche Organismus auf die eigenen Energiereserven zurückgreifen konnte. Durch das Intervall-Fasten werden diese Urinstinkte quasi wieder mobilisiert. Durch die abwechselnden Perioden von Essen und Fasten kommt es im Körper zu biochemischen Prozessen und der Zucker- und Fettstoffwechsel wird automatisch optimiert. Durch diese Art der Diät wird der Stoffwechsel angeregt. Dies ist besonders wichtig, da so Muskelmasse nicht abgebaut wird und auch der Jo- Jo- Effekt nicht zum Tragen kommt.

Die Vorteile des Intervallfastens

Durch diese abwechselnde Art der Nahrungsaufnahme wird nicht nur der Stoffwechsel angeregt, der Körper kann in den Phasen des Fastens auch wunderbar entschlacken und entgiften. Dadurch wird auch der Blutdruck reguliert und gerade Menschen mit Bluthochdruck werden rasch eine Normalisierung des Blutdrucks feststellen können. Diese Diät spricht auch die Zellerneuerung sehr gut an und stimuliert den Zellaufbau. Intervall-Fasten gilt als Anti-Aging- Programm, das den Körper jung hält. Die Stimmung verbessert sich durch die biochemischen Prozesse, die im Organismus ablaufen deutlich. Das Immunsystem wird gestärkt und die Art des Fastens ist sehr effektiv. Die Intervalldiät gilt somit als Diät, die schlau, jung und glücklich macht.

Zudem lässt sich das Intervall-Fasten durch die vielen unterschiedlichen Modelle sehr gut in den Alltag integrieren. Jeder findet im Nu das für sich perfekte Schema, welches mit dem eigenen Leben ideal zu vereinbaren ist.

Intervallfasten kann sich sogar auf viele der sogenannten Wohlstandskrankheiten positiv auswirken. Durch das zwischenzeitliche Fasten reagiert der Körper wieder besser auf die eigene Insulinausschüttung. Gerade wer immer mehr isst als benötigt, begünstigt dadurch die Entstehung einer Fettleber und Diabetes ist im Anmarsch. Durch das Fasten aber wird das Fett auch in und über die Leber abgebaut. Durch längere Essenspausen wird im Körper ein Mechanismus aktiviert, den wir Autophagie nennen. Diese funktioniert als körpereigene Müllabfuhr. In den Proteinen, die zum Abtransport bereit sind, sammeln sich auch beschädigte Zellen. Der Körper entschlackt und entgiftet.

Woher kommt die Intervall Diät?

Die Intervall Diät kommt aus Amerika, wo sie eigentlich durch die Forschung an Tieren entdeckt wurde. Anhand von Tierversuche wurde nach einem Mittel gegen Diabetes gesucht und dabei das Phänomen des Intervall- Fastens wieder neu entdeckt. In Amerika, einem Kontinent, in welchem Jugend und Schönheit noch wichtiger sind als anderswo auf der Erde, verbreitete sich die Intervall- Diät natürlich in Windeseile und nicht nur Stars und Sternchen aus Film und Fernsehen schwören nun auf das Intervallfasten. Laut neuen Studien soll sich diese Art des Fastens auch positiv auf Rheuma, Multiple Sklerose, chronische Schmerzen, Demenz und sogar Krebs auswirken. Fakt ist, dass du dich garantiert im Nu wohler in Deiner Haut fühlen wirst. Und jedes Kilo weniger belastet den Kreislauf auch weniger und dies ist in jedem Fall ein enormer, gesundheitlicher Vorteil.

Für wen ist das Intervallfasten geeignet?

Generell kann jeder mit diesem Programm wunderbar abnehmen. Jedoch sollte stets, gerade bei hohem Übergewicht immer mit dem Hausarzt über das Vorhaben gesprochen werden. Schwangere und stillende Frauen sollten jedoch keine Diäten machen. Wichtig ist, dass gerade Menschen, die Medikamente gegen hohen Blutdruck oder hohen Blutzucker immer engmaschig Kontrollen beim Arzt durchführen lassen. Durch diese Diät ist es leicht möglich, dass die Medikamente rasch angepasst, also reduziert werden müssen.

Welche Arten des Intervallfastens gibt es?

Wir werden dir nun die verschiedensten Methoden aufzeigen und auch kurz erklären. Die vielleicht am besten in den Alltag zu integrierende Methode ist das 8:16 Intervallfasten. Bei dieser Methode wurden langfristig die besten Ergebnisse erzielt und das Gewicht auch dauerhaft gehalten. Schlussendlich muss jedoch jeder selbst für sich die perfekte Variante dieses Programms finden.

Die 5:2 Methode

Bei dieser Diät wird 5 Tage lang ganz normal gegessen. Hier müssen keine Kalorien gezählt werden und der Alltag läuft wie gewohnt ab. An zwei Tagen aber wird die Kalorienzufuhr drastisch reduziert. Frauen dürfen an diesen zwei Tagen nur jeweils 500 Kalorien und Männer nur 600 Kalorien zu sich nehmen. An diesen Fastentagen wird auch komplett auf Zucker und auf Kohlenhydrate verzichtet. An diesen Tagen wird hauptsächlich Tee und Wasser getrunken. Zusätzlich zu einer Portion gegrilltem Hühnchen und einem grünen Salat gibt es an diesen Tagen nur Gemüsebrühe zu essen.

Die 1:1 Methode

Bei dieser Variante wird einen Tag lang normal gegessen und am darauffolgenden Tag komplett gefastet. Das bedeutet, der Rhythmus muss ganz genau jeweils im 24- Stunden- Takt abwechselnd ablaufen. Während am Esstag alles gegessen werden darf, so werden am darauffolgenden Tag nur Tee, Wasser und mittags etwas fettarme und mild gewürzte Gemüsebrühe konsumiert. Kaffee ist auch an den Fasttagen erlaubt, jedoch sollte ab 14 Uhr stets auf Kaffee verzichtet werden.

Die 12:12 Methode

Hier ist der Tag konsequent in 12 Stunden, die zum Essen und 12 Stunden, die zum Fasten gedacht sind, eingeteilt. Während der 12 Stunden, an denen gegessen werden darf, ist so ziemlich alles erlaubt. Natürlich sollten auch hier Kohlenhydrate einen verminderten Teil der Nahrung ausmachen. In den darauffolgenden 12 Stunden wird konsequent gefastet. Das bedeutet, es gibt lediglich Tee, Wasser oder aromatisiertes Wasser.

Die 4:20 Methode

Hier hast Du lediglich 4 Stunden Zeit für Deine Nahrungsaufnahme. In den darauffolgenden 20 Stunden wird eisern gefastet und wieder sind nur Wasser, aromatisiertes Wasser und Tee erlaubt. Kaffee kann bis 14 Uhr getrunken werden.

Die 8:16 Methode

Bei dieser, vielleicht am besten in den Alltag passenden Methode wird an 8 Stunden des Tages gegessen und an den darauffolgenden 16 Stunden gefastet. Die Zeiten müssen konsequent eingehalten werden. Dabei ist es jedoch egal, ob Du am Morgen oder erst zu Mittag mit dem Essen beginnst. Wichtig ist, dass sich 8 Stunden essen mit 16 Stunden fasten abwechseln. Auch sollte es logisch sein, dass du nicht 8 Stunden ununterbrochen isst, sondern zwischen den Mahlzeiten stets Pausen einhältst. Mit unserem Diätplan für 14 Tage erhältst du aber ein gutes Gespür dafür, wie die Intervall Diät aufgebaut und durchzuführen ist.

Wir möchten nun intensiv auf die 8:16 Methode eingehen und dir erklären, wie sich dieses Programm auch positiv auf dein Gewicht und dein Wohlbefinden auswirken kann.

Die Grundregeln für die 8:16 Methode

Das Prinzip des Intervallfastens: Diese Methode sieht ein spätes Frühstück und ein frühes Abendessen vor. Durch diese Methode kann ein Maximum an Fett verbannt werden. Wichtig ist, dass du den ganzen Tag ausreichend trinkst. 2 Liter Wasser oder Tee sind wichtig, damit die Schadstoffe und Schlacken auch aus dem Körper ausgeschwemmt werden können. Zudem hilft viel Trinken dabei, dass du weniger Hunger oder Appetit hast.

Während der 8 Stunden zum Essen solltest du deine Nahrung mit Bedacht auswählen. Zu Fast Food solltest du nur im äußersten Notfall greifen und lieber gesunde und aromatische, frisch zubereitete Gerichte essen. Wichtig ist auch, dass du deine Mahlzeiten stets aus mindestens zwei sogenannten Power-Foods kombinierst. Im folgenden Kapitel stellen wir dir die einzelnen essentiellen Power-Foods vor. In unserem 14-Tage- Plan sind diese schon perfekt auf die einzelnen Mahlzeiten abgestimmt. Auch wenn du diese Diät länger als 14 Tage halten möchtest, kannst du dich gut daran orientieren.

Denk daran, dass du ab 14 Uhr keinen Kaffee mehr zu dir nimmst. Auch auf Alkohol solltest du wenn möglich ganz verzichten. Wenn es einmal Alkohol sein muss, dann höchstens ein Glas Wein, am besten als Schorle oder ein kleines Glas Light Bier. Denk aber immer daran, dass Alkohol den Appetit anregt und somit absolut kontraproduktiv für jede Diät ist.

Sport ist natürlich immer eine gute Unterstützung für eine Diät. Bei der Intervalldiät ist empfohlen, dass du dich täglich mindestens 10 Minuten zusätzlich bewegst. Mehr muss tatsächlich nicht sein. Auch für diese 10 Minuten Sportprogramm haben wir einige tolle Anregungen gefunden, die wir dir natürlich nicht vorenthalten wollen.

Die Super-Foods für dein Intervallfasten

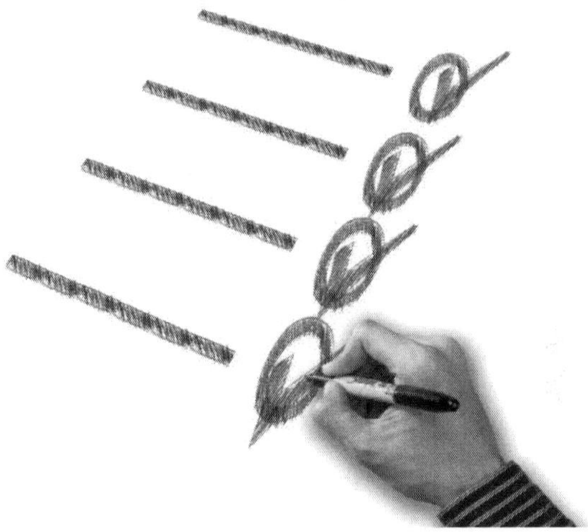

Von folgenden Powerfoods solltest du immer mindestens 2 in deinen Mahlzeiten kombinieren. Das mag sich jetzt etwas schwierig oder kompliziert anhören, wenn du aber siehst, um welche Superfoods es sich hier handelt, wirst du dich freuen. Diese leckeren Lebensmittel lassen sich fabelhaft zu tollen und schmackhaften Mahlzeiten verarbeiten.

Milchprodukte - alternativ vegane Milchersatz-Produkte

Joghurt, Käse, Milch, Frischkäse und Quark sind reich an Eiweiß und liefern wichtiges Kalzium. Das Eiweiß ist ein wahrer Stoffwechsel-Booster und im Handumdrehen beginnen deine Problemzonen an Hüften, Bauch und Oberschenkeln zu schmelzen. Alternativ kannst du auch zu Sojamilch, Kokosmilch, Nussmilch und deren Nebenprodukten greifen. Auch Molke ist ein tolles Produkt. Mit Molke kannst du dir zum Beispiel tolle Shakes und Smoothies zubereiten.

Hülsenfrüchte

Auch wenn du aus vielen Low Carb Diäten vielleicht weißt, dass Hülsenfrüchte weniger gut zum Abnehmen geeignet sind, für dieses Programm sind sie immens wichtig. Im Gegenteil - Bohnen, Erbsen, Linsen und Co sind sogar wahre Schlankmacher und machen satt und glücklich. Sie sind tolle Lieferanten für pflanzliches Eiweiß und helfen dir dabei, dass deine Muskelmasse nicht verschwindet. Muskeln sind sehr wichtig, damit du ordentlich Kalorien verbrennst.

Obst

Früchte sind einzigartige Lieferanten für Vitamine, Mineralstoffe und Spurenelemente. Sie sorgen dafür, dass du gesund und vital bleibst. Sie unterstützen den Körper bei der Zellerneuerung und sind somit mit verantwortlich für einen strahlenden Teint und eine straffe Haut. Zusätzlich haben die süßen Früchte viele Ballaststoffe und kurbeln den Stoffwechsel an.

Grünes Gemüse

Grünes Gemüse ist besonders gesund und du kannst es perfekt als große Beilage zu deinen Fleischgerichten verzehren. Grünes Gemüse wie Brokkoli, Kohl, Spinat, Spargel und Co liefern wichtige Vitamine, Mineralstoffe, Spurenelemente und Ballaststoffe. Du kannst grünes Gemüse auch toll zu einem leckeren Smoothie verwandeln. Diese gesunden Drinks eignen sich hervorragen als Frühstück oder gesunde Zwischenmahlzeit.

Nüsse

Nüsse gelten zwar als Fett-Träger, sind jedoch gesund und im Gegenteil, sogar exzellente Fatburner. Nüsse versorgen dich mit lebensnotwendigen Vitaminen, Mineralstoffen und Fettsäuren. Damit kannst du dein Müsli hervorragend verfeinern oder deine Salate aufpeppen. Auch zum Snacken für Zwischendurch eignen sich Nüsse ganz hervorragend.

Mageres Fleisch

Huhn, Pute, Kalbfleisch, Rind, Strauß oder Wild zählen zu den mageren Fleischsorten und sollten täglich auf deinem Speiseplan zu finden sein. Natürlich darfst du auch zu Fisch und Meeresfrüchten greifen. Wer sich vegetarisch ernährt, der greift anstatt zu Fleisch und Fisch einfach zu Tofu in allen Varianten oder zu Seitan.

Beeren

Beeren sind süß und dennoch arm an Kalorien. Sie sorgen dafür, dass du keine Heißhunger- Attacken bekommst und versorgen dich zusätzlich mit Vitaminen, Mineralstoffen und wichtigen sekundären Pflanzenstoffen.

Vollkornprodukte

Vollkornbrot, Müsli und Porridge sind dank der vielen Ballaststoffe tolle Sattmacher. Wenn du Appetit auf Reis oder Pasta hast, dann solltest du immer zu Vollkornprodukten greifen. Der Vorteil der Intervalldiät gegenüber einer Low Carb Diät zum Beispiel ist, hier sind diese Produkte absolut erlaubt. Natürlich immer nur während deiner Ess-Phase.

Versuche jedoch, deinen Konsum an Kohlenhydraten drastisch zu reduzieren. Kohlenhydrate wandeln sich im Körper in Zucker um und werden zuerst zur Gewinnung von Energie verwendet. Solange du viele Kohlenhydrate zu dir nimmst, werden deine eigenen Fettreserven nicht oder nur wenig verbrannt.

Sport während der Intervalldiät

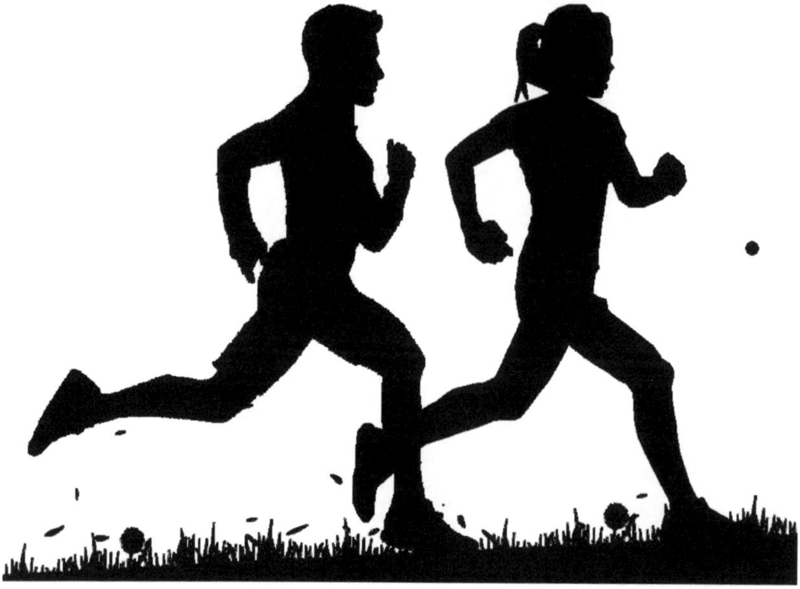

Du solltest nun täglich 10 Minuten zusätzliche Bewegung einbauen. Wenn du ein Fitnessgerät wie einen Crosstrainer, ein Laufband oder einen Heimtrainer besitzt, dann solltest du diesen auch konsequent täglich benutzen. Nicht nur, dass du zusätzlich Kalorien verbrennst ist so wichtig. Sport macht glücklich und vertreibt zudem den Hunger. Oft essen wir nur aus Gewohnheit oder Langeweile. Wenn du nun einen Drang verspürst, ein Stück Schokolade zu essen, stell dich einfach vorher auf dein Fitnessgerät.

Aerobic, Tabata, Gymnastik und Co sind ebenfalls kleine und kurze Sporteinheiten, die du problemlos zu Hause absolvieren kannst. Gerade in der heutigen Zeit ist es nicht schwierig, auf YouTube das passende Kurzprogramm zu finden. Auch Tanzen, Hip-Hop oder Twerken sind tolle Bewegungseinheiten, die dir dabei helfen, dass die Pfunde purzeln.

Radfahren, Schwimmen, Eislaufen, Joggen oder einfach mit schnellem

Schritt durch den Park spazieren - all diese Tätigkeiten unterstützen dich dabei, dass du dein Wunschgewicht erreichst. Halte dir immer vor Augen, dass es lediglich 10 Minuten sein müssen. Das ist sogar für absolute Sportmuffel zu schaffen. Natürlich dürfen deine sportlichen Aktivitäten auch individuell länger sein - an die 10 Minuten täglich aber solltest du dich konsequent halten.

Am besten und wirksamsten ist es, wenn du zum Beispiel deinen Tag mit etwas Bewegung beginnst. So kommt dein Stoffwechsel sofort in Schwung und du startest mit Energie geladen in den Tag.

Kleine Übungen mit großer Wirkung

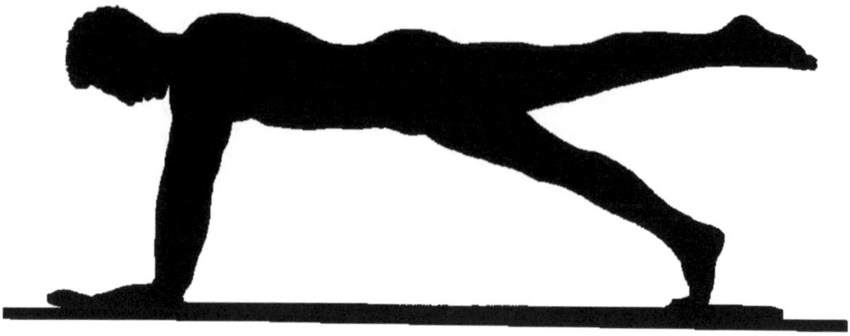

Liegestütze sind nicht jedermanns Sache, jedoch sehr effektiv. Motiviere dich selbst dazu und fange mit wenigen Übungen an. Es macht nichts, wenn du anfangs nur drei Liegestütze schaffst. Mit der Zeit kannst du dich steigern und zusätzlich zu den verbrannten Kalorien zauberst du mit Liegestützen ein schönes Sixpack und erhältst straffe Arme, Beine und einen knackigen Po.

Sit-ups sind ebenfalls extrem wirksam und machen Spaß. Mit der Zeit schaffst du es garantiert, zehn Minuten lang ausschließlich Sit-ups zu machen. Schon nach wenigen Tagen bemerkst du, wie dein Bauchumfang weniger wird und der Bauch straffer wirkt.

Squads sind gut für die Oberschenkel, den Po und stärken zusätzlich die Rückenmuskulatur. Ausfallschritte, Beinscheren oder Beingrätschen sind ebenfalls sehr einfach zu Hause zu machen und zeigen große Wirkung.

Sport fällt dir leichter, wenn du dazu gute Musik auflegst und dich vom Beat antreiben lässt.

Unser 14-Tage-Programm für deine Intervalldiät

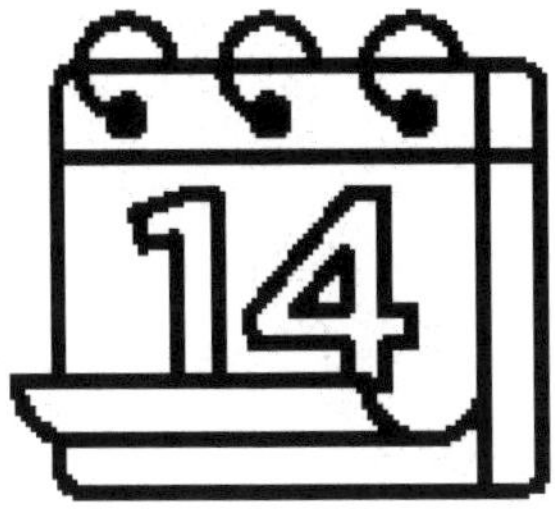

Nun hast du schon viel Wissenswertes über das Intervallfasten erfahren. Nachfolgend haben wir ein Diätprogramm für deine ersten 14 Tage vorbereitet. Denk daran, dass du deine Mahlzeiten innerhalb deiner ausgewählten Zeit zu dir nimmst. Die Pausen zum Fasten müssen konsequent eingehalten werden. Wenn du zum Beispiel um 9 Uhr dein Frühstück verspeist, dann musst du um 17 Uhr zu Abend essen. Verlegst du das Frühstück auf 11 Uhr, dann kannst du dein Abendessen um 19 Uhr genießen. Viele haben auch große Erfolge, wenn sie erst um 12 Uhr mit der ersten Mahlzeit beginnen. Das Schöne am Intervallfasten ist, dass du dir alles selbst nach deinen eigenen Bedürfnissen einteilen kannst. Je weniger eine Diät deinen gewohnten Alltag "stört", desto größer sind die Chancen, dass die Diät auch mühelos durchgehalten werden kann.

Ein wichtiger Hinweis: Gehe sehr sparsam mit Salz um. Verwende anstatt herkömmlichem Salz Steinsalz, Himalaya Salz, Meersalz oder Kräutersalz. Sämtliche scharfen Gewürze regen den Stoffwechsel an und sind perfekt für eine gesunde Ernährung geeignet. neben Chili und Cayenne Pfeffer, frischem Pfeffer aus der Mühle, Ingwer, Zimt, Anis, Kümmel, Nelkenpulver und Kurkuma sind auch frische Kräuter aus dem Garten ideal. Du solltest auch beim Würzen auf Fertigprodukte verzichten. Diese sind voll von Konservierungsmittel und häufig ist auch viel Zucker in diesen Würzmischungen versteckt.

1. Tag:

Frühstück um 10 Uhr:

2 Scheiben Eiweißbrot mit Frischkäse und Käse

Kalorien: 339,1 kcal | Eiweiß: 28,3 Gramm | Fett: 20,7 Gramm | Kohlenhydrate: 9,9 Gramm

Eiweißbrot - Rezept

Zutaten für das Eiweißbrot - ergibt ein Brot mit etwa 14 Scheiben:

100 Gramm Mandelmehl | 100 Gramm Leinsamen geschrotet | 5 EL Haferkleie | 3 EL Vollkornmehl | 1 Packung Backpulver | 320 Gramm Quark | 7 Eiklar | 4 EL Sonnenblumenkerne zum Bestreuen

Zubereitung:

Alle Zutaten miteinander vermengen und gut verkneten. Eine eckige Kastenform mit Backpapier auslegen und den Teig einfüllen. Die Backform sollte die Maße 25 cm x 12 cm haben. Bei Zimmertemperatur den Teig in der Form für 10 Minuten ruhen lassen. Das Backrohr auf 170° Celsius aufheizen und das Brot bei Ober- und Unterhitze für 55 Minuten lang backen. Aus dem Ofen nehmen und das Brot vor dem Stürzen in der Form für 15 Minuten erkalten lassen. Das Brot in 14 Scheiben schneiden und am besten portionsweise einfrieren.

Zutaten für das Frühstück:

2 Scheiben Eiweißbrot | 2 TL Frischkäse mit 0,2% Fett | 4 dünne Scheiben Emmentaler Käse | 6 Scheiben Gurken | Pfeffer aus der Pfeffermühle |

eventuell Kräutersalz

2 Scheiben Eiweißbrot nun dünn mit Frischkäse bestreichen, eventuell mit Kräutersalz würzen und mit Käse und Gurken belegen. Mit dem Pfeffer bestreuen und zum Frühstück genießen. Du kannst die Brote auch zusätzlich mit Schnittlauch Röllchen, Chili oder anderen Gewürzen verfeinern. Deiner Fantasie sind hier keine Grenzen gesetzt.

Mittagessen um 13 Uhr bis 14 Uhr:

Arabischer Eintopf mit Kichererbsen und Brokkoli

Kalorien: 258,3 kcal | Eiweiß: 12 Gramm | Fett: 11,5 Gramm | Kohlenhydrate: 26,7 Gramm

Zutaten für eine Person:

1 EL Olivenöl | 1 Schalotte | 1 Knoblauchzehe | 1 Messerspitze Ingwer frisch gerieben | Saft einer Bio Limette | 250 ml Gemüsebrühe | 30 Gramm Petersilienwurzel klein gewürfelt | 150 Gramm Kichererbsen aus der Dose | 1 Messerspitze Kreuzkümmel | 1 Messerspitze Kurkuma | 1 Messerspitze Nelkenpulver | 50 Gramm Brokkoli | 2 EL Koriander fein gehackt | Salz und Pfeffer | 1 Prise Currypulver gelb zum Bestreuen

Zubereitung:

Die Schalotte und den Knoblauch klein schneiden und zusammen mit dem Ingwer im Olivenöl für etwa 3 Minuten glasig anschwitzen. Mit dem frisch gepressten Limettensaft ablöschen, kurz verdampfen lassen und mit der Gemüsebrühe aufgießen. Die gewürfelten Petersilienwurzeln hinzu geben und für etwa 10 Minuten bei mittlerer Hitze köcheln lassen. Nun die Kichererbsen. Kreuzkümmel, Kurkuma und Nelkenpulver unterrühren und für weitere 10 Minuten köcheln lassen. Den Brokkoli in kleine Röschen teilen, und zusammen mit dem Koriander in den Eintopf geben. Alles mit Salz und Pfeffer abschmecken und für 8 Minuten fertig garen. Den Eintopf anrichten und vor dem Servieren mit dem gelben Currypulver bestreuen.

Zwischenmahlzeit zwischen 16 Uhr und 17 Uhr:

Müsli mit Joghurt, Chia Samen und Haferflocken

Kalorien: 278,4 kcal | Eiweiß: 11,3 Gramm | Fett: 13,6 Gramm | Kohlenhydrate: 27,7 Gramm

Zutaten für eine Person:

150 Gramm Joghurt | 1 TL Chia Samen | 2 EL Haferflocken | 1 kleine Prise Himalaya Salz | 1 TL Ahornsirup | 1 EL Haselnüsse gehackt

Zubereitung:

Das Joghurt mit den Chia Samen verrühren und für etwa 15 Minuten quellen lassen. Die Haferflocken untermischen und ebenfalls für einige Minuten quellen lassen. Mit Himalaya Salz und Ahornsirup abschmecken. Die Haselnüsse in einer beschichteten Pfanne ohne der Zugabe von Öl schön dunkel rösten. Das Joghurt anrichten und vor dem Servieren mit den gerösteten Haselnüssen bestreuen.

Abendessen bis 18 Uhr:

Gebratener Fisch mit Rahmwirsing

Kalorien: 308,8 kcal | Eiweiß: 26,8 Gramm | Fett: 19,2 Gramm | Kohlenhydrate: 5,2 Gramm

Zutaten für eine Person:

130 Gramm Fischfilet nach Wahl | Pfeffer | Meersalz | Saft und Abrieb einer halben Bio Limette | 1 TL Butter | 2 Zweige Thymian

Für den Rahmwirsing:

1 TL Olivenöl | 1 kleine Zwiebel | 1/2 TL Paprikapulver süß | 100 Gramm Wirsing | 2 EL Apfelessig | 100 ml Gemüsebrühe | 1 Lorbeerblatt | 3 EL Schmand | 1 Prise Kümmel gemahlen | Himalaya Salz und weißer Pfeffer

Zubereitung:

Den Fisch salzen und pfeffern und mit dem Limettensaft säuern und dem Abrieb der Limette aromatisieren. Zusammen mit dem Thymian in einer Pfanne in Butter für je 2 Minuten auf jeder Seite glasig anbraten und warm halten.
Die Zwiebel und den Wirsing in Streifen schneiden. Das Paprikapulver kurz im Olivenöl anrösten, Zwiebel und Wirsing hinzugeben und für etwa 2 Minuten anschwitzen. Mit dem Apfelessig ablöschen, kurz verdampfen lassen und mit der Gemüsebrühe aufgießen. Das Lorbeerblatt hinzugeben und alles bei mittlerer Hitze für etwa 10 Minuten köcheln lassen. Den Schmand einrühren, mit Kümmel, Salz und Pfeffer abschmecken, nicht mehr aufkochen und zusammen zum Fisch anrichten.

2. Tag:

Frühstück um 10 Uhr:

Joghurt mit Beeren

Kalorien: 116 kcal | Eiweiß: 7,2 Gramm | Fett: 0,4 Gramm | Kohlenhydrate: 20,9 Gramm

Zutaten für eine Person:

150 Gramm Joghurt mit 0,1% Fett | 2 EL Buttermilch | etwas Abrieb einer unbehandelten Bio Orange | 1 TL Honig | 1 TL Weizenkleie | 20 Gramm Erdbeeren | 20 Gramm Brombeeren | 30 Gramm Johannisbeeren

Zubereitung:

Das Joghurt mit der Buttermilch gut verrühren und die Weizenkleie untermengen. Kurz quellen lassen und mit dem Abrieb der Orange und dem Honig verfeinern. Die Erdbeeren vierteln, die Brombeeren halbieren und zusammen mit den Johannisbeeren unter das Joghurt rühren. Wer möchte kann das Joghurt vor dem Servieren mit etwas Zimt, Ingwerpulver oder Nelkenpulver bestreuen.

Mittagessen um 13 Uhr bis 14 Uhr:

Salat mit Goji Beeren, Schafskäse und Walnüssen

Kalorien: 314,3 kcal | Eiweiß: 21,3 Gramm | Fett: 18,7 Gramm | Kohlenhydrate: 15,2 Gramm

Zutaten für eine Person:

40 Gramm Eisberg Salat | 20 Gramm Ruccola Salat | 20 Gramm Radicchio Salat | 1 EL Walnuss Öl | 2 EL Himbeer- Essig | 3 EL Wasser | 1 TL Petersilie gehackt | Kräutersalz | weißer Pfeffer | 20 Gramm Goji Beeren | 80 Gramm Schafskäse schnittfest | 2 EL Walnüsse grob gehackt und geröstet | 2 Frühlingszwiebel

Zubereitung:

Den Salat gut waschen, trocknen (am besten in der Salatschleuder) und in gleichgroße Stücke schneiden. Aus dem Walnuss Öl, dem Himbeer- Essig und dem Wasser zusammen mit der gehackten Petersilie ein Dressing rühren, salzen und pfeffern und die gemischten Blattsalate damit marinieren. Die Goji Beeren untermengen und den Salat anrichten. Den Schafskäse klein würfeln und auf dem Salat verteilen und mit den gerösteten Walnüssen garnieren. Vor dem Servieren mit den fein gehackten Frühlingszwiebeln großzügig bestreuen.

Zwischenmahlzeit zwischen 16 Uhr und 17 Uhr:

Schokoladen Shake mit Eiweiß pur

Kalorien: 175,9 kcal | Eiweiß: 21 Gramm | Fett: 3,9 Gramm | Kohlenhydrate: 14,2 Gramm

Zutaten für eine Person:

150 ml Buttermilch | 1 TL doppelt entölter Kakao | 20 Gramm Schokoladen Whey Pulver | 1 Prise Zimt | 1 Prise Lavendelsalz | 1 TL Honig

Zubereitung:

Alle Zutaten in den Mixer oder Shaker geben und zu einem cremigen

Drink verarbeiten. Wer möchte, kann den Honig durch Ahornsirup oder ganz figurbewusst durch Süßstoff, Xylit oder Stevia ersetzen.

Abendessen bis 18 Uhr :

Beefsteak mit grünem Spargel

Kalorien: 382,6 kcal | Eiweiß: 39,4 Gramm | Fett: 22,2 Gramm | Kohlenhydrate: 6,3 Gramm

Zutaten für eine Person:

160 Gramm Steak vom Angusrind | 2 Knoblauchzehen | 2 Zweige Rosmarin | 1 EL Olivenöl | 1 TL Butter | Himalaya Salz | Pfeffer | 100 Gramm grüner Spargel | 1/2 rote Zwiebel | 1 EL Balsamico Essig dunkel | 3 Cherry Tomaten

Zubereitung:

Das Steak salzen und pfeffern und zusammen mit dem Knoblauch und dem Rosmarin in einer Pfanne in Olivenöl von beiden Seiten für je 3 Minuten anbraten. Wer das Steak mehr als medium gebraten möchte, verlängert die Bratzeit auf 4 Minuten. Den grünen Spargel von holzigen Enden befreien, der Länge nach halbieren und in etwa 3 cm große Stücke schneiden. Die rote Zwiebel in Scheibe schneiden und zusammen bei mittlerer Hitze in der Butter für etwa 6 Minuten braten. Die Cherry Tomaten halbieren und hinzugeben. Kurz durchschwenken und mit dem Balsamico Essig ablöschen. Kurz verdampfen lassen, mit Salz und Pfeffer würzen und zusammen mit dem Steak anrichten.

3. Tag:

Frühstück um 10 Uhr:

Grüner Smoothie

Kalorien: 110,1 kcal | Eiweiß: 5,1 Gramm | Fett: 8,9 Gramm | Kohlenhydrate: 2,4 Gramm

Zutaten für eine Person:

10 Gramm Baby Blattspinat | 20 Gramm Brokkoli | 8 Mandeln geröstet | 10 Gramm Radieschen Blätter | 100 ml grüner Tee | 1 Prise Himalaya Salz | 1 EL körniger Frischkäse (Cottage Cheese)

Zubereitung:

Alle Zutaten werden im Mixer oder Smoothie Maker zu einem cremigen Smoothie verarbeitet. du kannst je nach Lust und Laune noch einige Eiswürfel hinzugeben und den Smoothie zusätzlich mit etwas Zitronensaft verfeinern. Ein Smoothie sollte nach Möglichkeit sofort nach der Zubereitung getrunken werden, damit keine wertvollen Vitamine verloren gehen. Du kannst den Smoothie jedoch auch mit zur Arbeit nehmen. Dazu füllst du ihn am besten in eine lichtundurchlässige Flasche oder einen Thermobecher aus Edelstahl.

Mittagessenzwischen 13 Uhr und 14 Uhr:

Gefüllte Pute mit Frischkäse und Spinat

Kalorien: 331 kcal | Eiweiß: 44.7 Gramm | Fett: 15 Gramm | Kohlenhydrate: 4,3 Gramm

Zutaten für eine Person:

160 Gramm Putenbrust | Himalaya Salz | Pfeffer | 1 Knoblauchzehe | 8 Blatt Spinat frisch | 1 Tomate getrocknet ohne Öl | 2 Nadeln Rosmarin fein gehackt | 1 EL Frischkäse | 1 Prise Kardamom gemahlen | 1 Prise Muskat gemahlen | etwas Abrieb einer unbehandelten Bio Zitrone | 1 EL Butter | 1 Schalotte | 1 TL Mandelmehl | 50 ml Gemüsebrühe | 2 EL saure Sahne mit 10% Fett | 1 EL Schnittlauch in Röllchen

Zubereitung:

Die Pute dünn klopfen, salzen und pfeffern. Knoblauch, Spinat und die getrocknete Tomate klein schneiden und zusammen mit dem Rosmarin und dem Frischkäse verrühren. Mit Kardamom, Muskat und Abrieb der Zitrone abschmecken und das Fleisch damit bestreichen. Die Pute zusammenklappen und mit einem Zahnstocher fixieren. Das Fleisch in einer Pfanne in Butter für jeweils eine Minute pro Seite anbraten. Aus der Pfanne nehmen und auf ein Backblech legen. Auf der mittleren Schiene im Backofen bei 100° Celsius, Ober- und Unterhitze für 12 Minuten fertig garen. Die Schalotte klein schneiden und im Bratrückstand leicht anschwitzen. Das Mandelmehl mit einem Schneebesen einrühren und mit der Brühe aufgießen. Gut weiterrühren, damit keine Klumpen entstehen und alles unter ständigem Rühren einmal aufkochen lassen. Die Sauce mit der sauren Sahne verfeinern, eventuell mit Salz und Pfeffer abschmecken und zusammen mit der Pute anrichten. Vor dem Servieren großzügig mit dem Schnittlauch bestreuen.

Zwischenmahlzeit zwischen 16 Uhr und 17 Uhr:

Porridge

Kalorien: 173,4 kcal | Eiweiß: 6,2 Gramm | Fett: 3,8 Gramm | Kohlenhydrate: 28,6 Gramm

Zutaten für eine Person:

35 Gramm Haferflocken | 100 ml Milch mit 3% Fett | 3 EL Wasser | 1 TL Ahornsirup | 1 Prise Himalaya Salz | 1 EL saure Sahne | 1 Prise Zimt zum Bestreuen

Zubereitung:

Die Milch mit dem Wasser und dem Ahornsirup aufkochen lassen, abkühlen und die Haferflocken einrühren. Für etwa 15 Minuten quellen lassen. Mit dem Salz verfeinern und die saure Sahne einrühren. Vor dem Servieren mit Zimt bestreuen.
Du kannst den Porridge auch pikant zubereiten. Dazu einfach Ahornsirup durch Zitronensaft oder Balsamico Essig ersetzen, mit Chili, Pfeffer und Ingwer würzen und mit frischen Kräutern bestreuen. Sehr lecker schmeckt der pikante Porridge, wenn du einen Löffel geriebenen Parmesan einrührst.

Abendessen bis 18 Uhr

Indischer Dal mit roten Linsen

Kalorien: 396,1 kcal | Eiweiß: 25,9 Gramm | Fett: 13,7 Gramm | Kohlenhydrate: 42,3 Gramm

Zutaten für eine Person:

1/4 rote Zwiebel | 1 Knoblauchzehe | 1/2 TL Kurkuma frisch und fein gerieben | 1 EL Sesam- Öl | 80 Gramm rote Linsen getrocknet | 150 ml Gemüsebrühe | 1 Messerspitze Kreuzkümmel | 1 Kardamom Kapsel | 1 Lorbeerblatt | 1 Chili rot | 40 Gramm Grünkohl | Saft und Abrieb einer unbehandelten Bio Limette | 3 Cherry Tomaten | 1 EL Erdnüsse gehackt und geröstet zum Bestreuen | 1 EL Joghurt mit 3,6% Fett | Himalaya Salz |

schwarzer Pfeffer

Zubereitung:

Die rote Zwiebel und den Knoblauch fein hacken und zusammen mit dem Kurkuma im Sesam- Öl leicht anschwitzen. Die Linsen hinzugeben, kurz mitrösten und mit der Gemüsebrühe aufgießen. Mit Kreuzkümmel, Kardamom, Lorbeerblatt und gehackter Chili würzen und alles bei mittlerer Hitze mit geschlossenem Deckel für 20 Minuten köcheln lassen. Den Grünkohl in etwa 2 cm große Stücke schneiden und hinzugeben. Alles für weitere 20 Minuten köcheln lassen. Mit dem Saft und Abrieb der Limette abschmecken, die Cherry Tomaten vierteln und hinzugeben und nochmals kurz mitkochen. Mit Salz und Pfeffer abschmecken, anrichten und mit den gerösteten Erdnüssen bestreuen und mit dem Joghurt garnieren.

4. Tag:

Frühstück um 10 Uhr:

Ham and eggs mit Putenschinken

Kalorien: 329,9 kcal | Eiweiß: 18,4 Gramm | Fett: 21,9 Gramm | Kohlenhydrate: 14,8 Gramm

Zutaten für eine Person:

4 dünne Scheiben Puten-Schinken | 1/2 TL Butter | 2 Eier | 1 EL Schmand | 1 TL Koriander gehackt | 1 TL Ananas gewürfelt | 1/4 Feige | Pfeffer aus der Mühle | Kräutersalz nach Bedarf

Zubereitung:

Den Schinken in Butter von beiden Seiten kurz anbraten, die Eier darauf schlagen und mitbraten. Den Schmand mit dem Koriander, der gewürfelten Ananas und der klein geschnittenen Feige verrühren. Mit Salz und Pfeffer abschmecken und vor dem Servieren zusammen mit den Ham and eggs anrichten.

Mittagessen zwischen 13 Uhr und 14 Uhr:

Vollkorn-Spaghetti mit Hühnchen, Tomaten und Sahnesauce

Kalorien: 627,9 kcal | Eiweiß: 41,3 Gramm | Fett: 24,7 Gramm | Kohlenhydrate: 60,1 Gramm

Zutaten für eine Person:

80 Gramm Vollkorn Spaghetti ungekocht | 1 Schalotte | 80 Gramm Hühnerbrust ohne Haut | 1 EL Butter | 2 EL Weißwein Essig | 80 ml Gemüsebrühe | etwas Thymian | 2 Tomaten | 50 ml Sahne | etwas Meersalz | Pfeffer aus der Mühle | 1 TL Bergkäse fein gerieben | 6 Blatt Basilikum

Zubereitung:

Die Vollkorn Spaghetti in reichlich Salzwasser laut Packungs-Anweisung kochen, abgießen und mit kaltem Wasser abschrecken. Die Schalotte klein schneiden und das Huhn in 1 cm große Würfel schneiden. Zusammen in der Butter für etwa 2 Minuten gut anbraten. Mit dem Weißwein- Essig ablöschen, kurz verdampfen lassen und mit der Brühe aufgießen. Mit dem Thymian aromatisieren. Die Tomate klein würfeln und hinzugeben und für etwa 3 Minuten köcheln lassen. Mit der Sahne verfeinern und mit Meersalz und Pfeffer aus der Mühle abschmecken. Die Spaghetti in die Sauce geben, alles kurz durchschwenken, anrichten und vor dem Servieren mit dem Bergkäse und den Basilikumblättern garnieren.

Zwischenmahlzeit zwischen 16 Uhr und 17 Uhr:

Geröstete, pikante Nüsse mit Chili

Kalorien: 332 kcal | Eiweiß: 10 Gramm | Fett: 28,4 Gramm | Kohlenhydrate: 9,1 Gramm

Zutaten für eine Person:

30 Gramm Cashew- Nüsse | 20 Gramm Erdnüsse | 1 TL Olivenöl | 2 getrocknete Chilischoten | 2 cm vom Zitronengras | 1 Prise Ingwerpulver | Saft und Abrieb einer halben unbehandelten Bio Limette | 1 Prise Chilisalz

Zubereitung:

Die Cashewnüsse und die Erdnüsse in Olivenöl anrösten. Die getrockneten Chilis grob hacken und zusammen mit dem Zitronengras mitrösten. Mit Ingwerpulver würzen und mit dem Abrieb der Limette aromatisieren. Mit dem Limettensaft ablöschen und die Flüssigkeit verdampfen lassen. Mit etwas Chilisalz abschmecken und gerne noch heiß snacken.

Abendessen bis 18 Uhr:

Ruccola Salat mit Erdbeeren und Kürbiskernen

Kalorien: 227,8 kcal | Eiweiß: 5,9 Gramm | Fett: 15 Gramm | Kohlenhydrate: 17,3 Gramm

Zutaten für eine Person:

50 Gramm Ruccola Salat | 80 Gramm Erdbeeren | 1/4 Salatgurke | 2 EL Kürbiskerne geröstet und grob gehackt | 2 EL Zitronensaft | 1 TL Honig | 1 EL Olivenöl | Himalaya Salz | Pfeffer aus der Mühle

Zubereitung:

Den Ruccola Salat gut waschen und in der Salatschleuder trocknen. Die Erdbeeren vierteln und die Gurke klein würfeln. Alles zusammen mit den Kürbiskernen vermengen. Aus dem Zitronensaft, dem Honig, Olivenöl, Salz und Pfeffer ein Dressing rühren und den Salat damit marinieren.
Wenn du möchtest, kannst du ruhig eine Scheibe Eiweißbrot zu diesem Salat essen. Für eine Scheibe Eiweißbrot kannst du zwischen 100 Kalorien und 120 Kalorien rechnen.

5. Tag:

Frühstück um 10 Uhr:

Birchermüsli

Kalorien: 168,9 kcal | Eiweiß: 5 Gramm | Fett: 1,7 Gramm | Kohlenhydrate: 33,4 Gramm

Zutaten für eine Person:

30 Gramm Birchermüsli zuckerfrei | 30 ml warme Milch | 20 ml Buttermilch | 1 TL Honig | 20 Gramm Blaubeeren | 1/2 Apfel fein gerieben | 20 Gramm Mango | 20 Gramm Papaya | 1 TL Zitronenmelisse gehackt | Süßstoff nach Bedarf

Zubereitung:

Das Müsli für 15 Minuten in der warmen Milch quellen lassen. Mit der Buttermilch und dem Honig verrühren. Die Blaubeeren, den geriebenen Apfel, die klein geschnittene Mango und die gewürfelte Papaya untermengen. Mit der gehackten Zitronenmelisse aromatisieren und wer es noch etwas süßer mag, kann zusätzlich mit Süßstoff nachhelfen.

Mittagessen zwischen 13 Uhr und 14 Uhr:

Gebratener Reis mit Ei, Huhn und Gemüse

Kalorien: 417,2 kcal | Eiweiß: 35,6 Gramm | Fett: 17,6 Gramm | Kohlenhydrate: 29,1 Gramm

Zutaten für eine Person:

80 Gramm Hühnerbrust ohne Haut | 1 EL Olivenöl | 1/2 rote Zwiebel | 1/4 grüne Paprika | 1/4 Zucchini | 1 EL Erbsen | 20 Gramm Ananas | 1 Ei | 1 große Tasse gekochten Wildreis oder roten Reis | Saft einer halben Bio Limette | 1 EL Koriander gehackt | 2 EL Kokosmilch | Sojasauce | Austernsauce | Chilipulver nach Bedarf

Zubereitung:

Die Hühnerbrust in dünne Streifen schneiden und im Olivenöl scharf anbraten. Die Zwiebel, den Paprika, die Zucchini und die Ananas klein würfeln und zusammen mit den Erbsen zur Hühnerbrust geben. Alles schön anrösten. Huhn und Gemüse etwas zur Seite schieben und das Ei in die Pfanne schlagen. Stocken lassen, mit einem Kochlöffel leicht verrühren und zerreißen. Mit dem Huhn und Gemüse vermengen und den Reis ebenfalls untermischen. Mit dem Limettensaft verfeinern und mit Koriander abschmecken. Die Kokosmilch unterrühren und das Gericht mit Sojasauce, Austernsauce und Chili nach Bedarf würzen.

Wer keinen Koriander mag, kann natürlich Petersilie oder Selleriegrün verwenden. Bei den Kräutern kannst du immer nach eigenem Geschmack auswählen. Merke: Je aromatischer die Kräuter, desto mehr regen sie den Stoffwechsel an.

Zwischenmahlzeit zwischen 16 Uhr und 17 Uhr

Kleiner Rohkost- Teller mit Dip

Kalorien: 65,9 kcal | Eiweiß: 5,3 Gramm | Fett: 3,1 Gramm | Kohlenhydrate: 4,2 Gramm

Zutaten für eine Person:

1/4 Möhre | 1 Stange Staudensellerie | 1/4 Salatgurke | 1 EL Quark |

etwas Abrieb einer unbehandelten Bio Limette | 1/2 gekochtes Ei | 1 TL Schnittlauch in Röllchen | Salz und Pfeffer

Zubereitung:

Das Gemüse in kleine Stücke schneiden. Den Quark mit dem Zitronenabrieb, Salz und Pfeffer würzen. Das halbe Ei mit der Gabel zerdrücken und mit dem Quark glatt rühren. Mit dem Schnittlauch bestreuen und zusammen mit dem Gemüse servieren. Wer eine Variante ohne Ei bevorzugt, verwendet dazu eine Viertel Avokado, die mit der Gabel zerdrückt und unter den Quark gerührt wird.

Abendessen bis 18 Uhr:

Thunfisch mit Zitronensauce und Rosenkohl

Kalorien: 390,6 kcal | Eiweiß: 44,6 Gramm | Fett: 21,4 Gramm | Kohlenhydrate: 4,9 Gramm

Zutaten für eine Person:

1 TL Speck gewürfelt | 200 ml Gemüsebrühe | 8 Stück Rosenkohl | Meersalz | weißer Pfeffer | etwas Muskat gemahlen | 1 Schalotte | 1 TL Butter | Saft und Abrieb einer halben unbehandelten Bio Zitrone | 50 ml Sahne | 150 Gramm Thunfisch Steak | etwas Zitronen-Pfeffer

Zubereitung:

Den Speck in einer Pfanne ohne Öl anbraten und mit der Gemüsebrühe aufgießen. Den Rosenkohl in die Brühe geben, mit Meersalz, weißem Pfeffer und Muskat würzen und für 6 Minuten weich kochen. Die Schalotte klein schneiden und in der Butter glasig anschwitzen. Mit dem Abrieb der Zitrone aromatisieren und mit dem Zitronensaft ablöschen. Die Flüssigkeit etwas verdampfen lassen und mit dem Sud vom Rosenkohl

aufgießen. Mit der Sahne verfeinern und unter ständigem Rühren aufkochen. Den Sud zu einer cremigen Sauce einkochen lassen und diese mit etwas Zitronenpfeffer abschmecken. Den Thunfisch in einer Grillpfanne ohne Fett von beiden Seiten für je 2 Minuten pro Seite braten und zusammen mit der Sauce und dem Rosenkohl servieren.
Du kannst für dieses Gericht natürlich jeden Fisch verwenden.

6. Tag:

Frühstück um 10 Uhr:

Omelette mit Käse und Kräutern

Kalorien: 303,4 kcal | Eiweiß: 19,3 Gramm | Fett: 24,2 Gramm | Kohlenhydrate: 2,1 Gramm

Zutaten für eine Person:

2 Eier | 1 EL Joghurt | 1 TL Petersilie gehackt | 1/2 TL Kerbel gehackt | etwas Himalaya Salz | weißer Pfeffer | 1 TL Butter | 1 EL Emmentaler Käse fein gerieben | 1 TL würziger Bergkäse fein gerieben

Zubereitung:

Die Eier mit dem Joghurt verquirlen. Mit Petersilie, Kerbel, Salz und Pfeffer verrühren und in der Butter in der Pfanne leicht stocken lassen. Mit dem Käse bestreuen und diesen leicht schmelzen lassen. Nun das Omelett zu einem Halbmond einklappen, die Pfanne mit einem Deckel verschließen und für etwa 2 Minuten bei mittlerer Hitze durchziehen lassen.

Mittagessen zwischen 13 Uhr und 14 Uhr:

Thai Curry mit rotem Reis

Kalorien: 417,7 kcal | Eiweiß: 36 Gramm | Fett: 19,3 Gramm | Kohlenhydrate: 25 Gramm

Zutaten für eine Person:

1/2 Tasse roter Reis (Rice berry) | 1,2 Tassen Gemüsebrühe | 1 Prise Himalaya Salz

Für das Curry:

1/2 TL rote Currypaste aus dem Asia Shop | 50 ml Kokosmilch | 100 Gramm Hühnerbrust ohne Haut | 2 runde, kleine Thai-Auberginen | 3 Champignons | 80 ml Gemüsebrühe | Sojasauce | Fischsauce | 8 Blatt Thai Basilikum

Zubereitung:

Den roten Reis in der Gemüsebrühe weich kochen und mit etwas Himalaya Salz abschmecken. Du kannst den Reis im Topf oder im Reiskocher zubereiten.
Die rote Currypaste in einem Wok anrösten und mit der Kokosmilch aufgießen. Mit dem Schneebesen gut durchrühren, damit sich die Paste vollständig auflöst. Die Hühnerbrust in mundgerechte Stücke schneiden und in den Wok geben. Die kleinen Thai-Auberginen und die Champignons vierteln und ebenfalls mitkochen. Mit der Brühe aufgießen und für etwa 5 weitere Minuten weiter kochen. Mit Sojasauce und Fischsauce abschmecken, zusammen mit dem roten Reis anrichten und mit dem Thai Basilikum garnieren. Du kannst für das Curry sämtliches Gemüse deiner Wahl verwenden. Brokkoli, Blumenkohl, Möhren oder Erbsenschoten passen ebenfalls hervorragend in ein Curry.

Zwischenmahlzeit zwischen 16 Uhr und 17 Uhr:

Vollkornbrot mit Hummus

Kalorien: 168,7 kcal | Eiweiß: 12 Gramm | Fett: 10,7 Gramm | Kohlenhydrate: 9,3 Gramm

Zutaten für das Vollkornbrot - ergibt ein Brot mit ca. 14 Scheiben:

100 Gramm Mandelmehl | 3 EL Weizenkleie | 60 Gramm Leinsamen geschrotet | 5 EL Flohsamen Schalen | 1 Packung Backpulver | 3 EL Dinkel Vollkornmehl | 3 Eier | 3 Eiklar | 300 Gramm Quark | 3 EL Sesam | 3 EL Sonnenblumenkerne | 1,5 TL Meersalz

Zubereitung:

Alle trockenen Zutaten gut miteinander vermengen. Mit den Eiern und dem Eiklar zu einem geschmeidigen, leicht klebrigen Brotteig verkneten. Eine Kastenform mit den Maßen 25 cm x 12 cm mit Backpapier auslegen und den Teig einfüllen. Das Backrohr wird auf 170° Celsius aufgeheizt und das Brot bei Ober- und Unterhitze für 60 Minuten gebacken. Platziere das Blech auf der mittleren Schiene. Das Brot aus dem Ofen nehmen, leicht auskühlen lassen, aus der Form stürzen und portionieren. Du kannst die einzelnen Scheiben perfekt einfrieren und zu einem späteren Zeitpunkt rasch im Toaster aufbacken.

Zutaten für den Hummus:

30 Gramm Kichererbsen aus der Dose | 1 EL Frischkäse | 1 Messerspitze Ingwer gerieben | 1/2 Chili rot | 1 Spritzer Zitronensaft | 1 Knoblauchzehe | etwas Himalaya Salz | 1 TL Kräuter nach Wahl zum Bestreuen

Zubereitung:

Alle Zutaten außer den Kräutern in den Mixer geben und zu einem geschmeidigen Brei verarbeiten. Nach eigenem Geschmack mit Salz würzen und mit den Kräutern bestreuen. Zusammen mit dem Brot servieren und genießen. Du kannst Hummus auch als wunderbaren Dip für Gemüse-Sticks verwenden. Auch als Alternative zu Butter ist Hummus gut geeignet und absolut gesund.

Abendessen bis 18 Uhr:

Salat mit gegrilltem Kürbis und Flusskrebs-Schwänzen

Kalorien: 193,6 kcal | Eiweiß: 10 Gramm | Fett: 14 Gramm | Kohlenhydrate: 6,9 Gramm

Zutaten für eine Person:

100 Gramm Hokkaido Kürbis | 1 Prise Zimt | Himalaya Salz | Pfeffer aus der Mühle | 40 Gramm Feldsalat | 2 EL Himbeer- Essig | 1 EL Kürbiskern Öl | 2 EL Flusskrebs Schwänze | 1/2 Ei gekocht | 1 EL Joghurt | 1/2 TL Dill gehackt

Zubereitung:

Den Kürbis mit Zimt, Salz und Pfeffer würzen und in eine Grillpfanne ohne Öl für etwa 3 Minuten pro Seite grillen. Den Feldsalat gut waschen und in der Salatschleuder trocknen. Den Salat auf einem Teller anrichten und mit Himbeer- Essig und Kürbiskernöl beträufeln. Den Kürbis auf dem Salat anrichten und mit den Flusskrebsen bedecken. Das halbe Ei klein schneiden und mit Joghurt und Dill vermengen. Dezent mit Salz und Pfeffer abschmecken und über dem Salat verteilen.

7. Tag:

Frühstück um 10 Uhr:

Bananen Smoothie mit Ingwer und Cranberries

Kalorien: 190,1 kcal | Eiweiß: 7,8 Gramm | Fett: 2,1 Gramm | Kohlenhydrate: 35 Gramm

Zutaten für eine Person:

80 Gramm Banane | 1/2 cm Ingwer frisch | 10 Gramm Cranberries | 150 ml Buttermilch | 1 Prise Salz | 1 EL Haferkleie | Süßstoff, Xylit oder Stevia nach Bedarf

Zubereitung:

Alle Zutaten im Mixer oder mit dem Zauberstab zu einem cremigen Smoothie verarbeiten. Eventuell mit Eiswürfeln in ein Glas füllen und trinken. Anstatt der Cranberries kannst du sämtliche andere Beeren verwenden. Die Cranberries mit ihrer leicht herben Säure harmonieren jedoch ausgezeichnet mit der kräftigen Süße der Banane.

Mittagessen zwischen 13 Uhr und 14 Uhr:

Rahm-Rostbraten mit grünen Bohnen und Speck

Kalorien: 449 kcal | Eiweiß: 42,9 Gramm | Fett: 27,8 Gramm | Kohlenhydrate: 6,8 Gramm

Zutaten für eine Person:

Für den Rostbraten:

150 Gramm Rinder-Lende | 1 TL Senf scharf ohne Zuckerzusatz | Himalaya Salz | Pfeffer aus der Mühle | 1 EL Olivenöl | 1 kleine Zwiebel | 1 EL Mandelmehl | 100 ml Gemüsebrühe | etwas Majoran gerebelt | 1 Prise Kümmel gemahlen | 2 EL saure Sahne

Für die Bohnen:

80 Gramm grüne Stangenbohnen | 1 TL Butter | 10 Gramm Bacon mager und gewürfelt | etwas Bohnenkraut getrocknet oder frisch | etwas Abrieb einer unbehandelten Bio Zitrone | 50 ml Gemüsebrühe

Zubereitung:

Das Fleisch auf etwa 1,5 cm dünn klopfen und mit Senf bestreichen. Mit Salz und Pfeffer würzen und im Olivenöl für je 1 Minute auf jeder Seite anbraten. Das Fleisch aus der Pfanne nehmen und auf einem Teller kurz ruhen lassen. In derselben Pfanne die klein geschnittene Zwiebel glasig anschwitzen. Das Mandelmehl einstreuen und mit dem Schneebesen gut durchrühren. Mit der Gemüsebrühe aufgießen und unter ständigem Rühren einmal aufkochen lassen. Mit Majoran und Kümmel, Salz und Pfeffer abschmecken. Das Fleisch zurück in die Sauce legen und bei mittlerer Hitze für etwa 8 Minuten fertig garen.
Für die Beilage die Bohnen zusammen mit dem mageren, gewürfelten Speck in der Butter leicht anrösten. Mit Bohnenkraut und Abrieb würzen und mit der Gemüsebrühe aufgießen. Für 3 bis 4 Minuten bei kleiner Hitze köcheln. Mit einer Kelle die Bohnen herausfischen und zusammen mit dem Fleisch und der Sauce anrichten. Du kannst den Rostbraten nach Bedarf mit frischen Kräutern oder geröstetem Zwiebel garnieren.

Zwischenmahlzeit zwischen 16 Uhr und 17 Uhr:

Kleine gefüllte Tomaten mit Frischkäse

Kalorien: 74,1 kcal | Eiweiß: 3,3 Gramm | Fett: 4,9 Gramm | Kohlenhydrate: 4,2 Gramm

Zutaten für eine Person:

6 Cherry Tomaten | 2 EL Frischkäse | 1 TL Pinienkerne gehackt | 1 TL Basilikum frisch und gehackt | etwas Kräutersalz | Pfeffer aus der Mühle

Zubereitung:

Die Tomaten halbieren und mit einem kleinen Löffel vorsichtig aushöhlen. Den Inhalt der Tomaten mit dem Frischkäse glatt rühren und mit den gehackten Pinienkernen vermengen. Mit Basilikum verfeinern und mit Kräutersalz und Pfeffer aus der Mühle abschmecken. Damit die Tomaten befüllen und als kleinen Snack genießen.

Abendessen bis 18 Uhr:

Indisches Curry mit Ananas und Bulgur

Kalorien: 542,4 kcal | Eiweiß: 41,2 Gramm | Fett: 13,2 Gramm | Kohlenhydrate: 64,7 Gramm

Zutaten für eine Person:

100 Gramm Hühnerbrust ohne Haut | 1/4 Zwiebel | 1 Knoblauchzehe | 1 EL Butter | 1/2 TL Currypulver gelb | 1 Prise Zimt | Saft einer halben Bio Limette | 150 ml Gemüsebrühe | 30 Gramm Ananas | 50 Gramm Kefir | 80 Gramm Bulgur | Himalaya Salz | schwarzer Pfeffer | 1 Frühlingszwiebel grob gehackt zum Bestreuen

Zubereitung:

Die Hühnerbrust in dünne Streifen schneiden. Zwiebel und Knoblauch klein hacken und zusammen mit dem Fleisch in der Butter für etwa 3 Minuten anbraten. Das Currypulver hinzufügen und kurz mitrösten. Mit Zimt und dem Limettensaft aromatisieren und mit der Brühe aufgießen. Die Ananas klein würfeln und hinzu geben. Einmal aufkochen lassen und den Kefir einrühren. Den Bulgur hinzufügen und für 7 Minuten köcheln lassen. Die Pfanne mit einem Deckel verschließen, dennoch zwischendurch mit einem Kochlöffel umrühren, damit sich der Bulgur nicht am Boden festsetzt. Den Herd ausschalten und das Curry für etwa 10 Minuten quellen lassen. Eventuell mit Salz und Pfeffer abschmecken. Vor dem Servieren mit der Frühlingszwiebel garnieren.

8. Tag:

Frühstück um 10 Uhr:

Asiatische Frühstücks-Suppe mit Reis

Kalorien: 188,5 kcal | Eiweiß: 4,4 Gramm | Fett: 0,9 Gramm | Kohlenhydrate: 40,7 Gramm

Zutaten für eine Person:

50 Gramm Reis ungekocht | 200 ml Gemüsebrühe | 1/2 Stange Staudensellerie | 1 Messerspitze Ingwer frisch gerieben | 1 Spritzer Süßstoff | Sojasauce | Fischsauce | 1 Frühlingszwiebel fein gehackt | 1/2 TL Erdnüsse klein gehackt

Zubereitung:

Den rohen Reis im Mörser grob zerstoßen und zusammen mit der Brühe kochen. Den Staudensellerie fein raspeln und hinzugeben. Mit Ingwer und Süßstoff würzen und mit Sojasauce und Fischsauce abschmecken. Die Suppe für etwa 15 Minuten bei kleiner Hitze köcheln lassen. In einer Suppenschüssel anrichten und vor dem Genießen mit der fein gehackten Frühlingszwiebel und den gehackten Erdnüssen garnieren. Wenn du es etwas pikanter magst, kannst du auch eine klein gehackte Chilischote mit dem Reis mitkochen oder die Suppe mit Chili-Flocken bestreuen.

Mittagessen zwischen 13 Uhr und 14 Uhr:

Chili con Carne

Kalorien: 284,9 kcal | Eiweiß: 23 Gramm | Fett: 17,7 Gramm |

Kohlenhydrate: 8,4 Gramm

Zutaten für eine Person:

100 Gramm mageres Rindfleisch | 1 EL Olivenöl | 1/2 Zwiebel rot | 2 Knoblauchzehen | 1 TL Tomatenmark ohne Zuckerzusatz | 1/2 TL Paprikapulver scharf | 2 EL Apfelessig | 50 ml Apfelsaft ohne Zuckerzusatz | 150 ml Gemüsebrühe | 2 EL Kidney Bohnen aus der Dose | 2 EL Mais aus der Dose oder frisch | 1 Stange Staudensellerie | 1 Chili rot | 1 Lorbeerblatt | 1/2 TL Majoran getrocknet | 1 Messerspitze Kümmel gemahlen | Salz und Pfeffer | 1 EL Sauerrahm | 1 EL Schnittlauch | Parmesan zum Bestreuen nach Wunsch

Zubereitung:

Das Rindfleisch in sehr kleine Würfel schneiden, alternativ kannst du auch Rinderhack verwenden. Im Olivenöl scharf anbraten. Zwiebel und Knoblauch klein schneiden und ebenfalls mitrösten. Das Tomatenmark dazugeben und für eine Minute mitrösten. Das Paprikapulver einstreuen und ebenfalls kurz mitrösten. Mit dem Apfelessig ablöschen, kurz verdampfen lassen und mit dem Apfelsaft aufgießen. Die Flüssigkeit auf die Hälfte der Menge einreduzieren lassen. Nun mit der Brühe aufgießen. Kidney- Bohnen und Mais hinzugeben. Den Staudensellerie und die Chili klein schneiden und zusammen mit dem Lorbeerblatt, Majoran und Kümmel in den Eintopf geben. Alles für etwa 20 Minuten bei mittlerer Hitze köcheln lassen. Gelegentliches Umrühren nicht vergessen. Das Chili mit Salz und Pfeffer abschmecken, anrichten und mit Sauerrahm und Schnittlauch als Topping servieren. Wer möchte, kann das Chili zusätzlich mit fein geriebenem Parmesan bestreuen.

Zwischenmahlzeit zwischen 16 Uhr und 17 Uhr:

Früchteteller:

Kalorien: 64,8 kcal | Eiweiß: 1,5 Gramm | Fett: 0 Gramm | Kohlenhydrate: 14,7 Gramm

Zutaten für eine Person:

1/2 Mango | 30 Gramm Papaya | 1/4 Banane | 3 Erdbeeren | 2 EL Joghurt | Saft einer halben Bio Limette | 1 Prise Lavendelsalz

Zubereitung:

Das Obst in mundgerechte Stücke schneiden und auf einem Teller anrichten. Das Joghurt mit dem Limettensaft und dem Lavendelsalz verrühren und das Obst damit beträufeln. Wer möchte, kann das Joghurt zusätzlich mit etwas Süßstoff, Xylit, Stevia oder auch Honig abschmecken.

Abendessen bis 18 Uhr:

Überbackenes Nussbrot mit Tomaten, Zwiebeln und Käse

Kalorien: 346,2 kcal | Eiweiß: 16,2 Gramm | Fett: 19,6 Gramm | Kohlenhydrate: 26,3 Gramm

Zutaten für das Brot - ergibt ein Brot mit etwa 14 Scheiben:

1/2 l Wasser lauwarm | 1 Hefewürfel 42 Gramm frisch | 2 EL Essig | 1 EL Himalaya Salz | 1/2 TL Anispulver | 400 Gramm Dinkel Vollkornmehl | 80 Gramm Mandelmehl | 50 Gramm Haselnüsse gehackt | 50 Gramm Walnüsse gehackt | 50 Gramm Cashew Nüsse

Zubereitung:

Den Hefewürfel mit dem Schneebesen im lauwarmen Wasser auflösen und für 10 Minuten gären lassen, er soll leichte Blasen schlagen. Den

Essig, Himalaya Salz, Anispulver und Dinkelmehl zusammen mit dem Mandelmehl hinzufügen und zu einem geschmeidigen, leicht klebrigen Teig verkneten. Für 40 Minuten bei Zimmertemperatur gehen lassen. Nun die Nüsse einarbeiten. Eine Kastenform mit den Maßen 30 cm x 10 cm mit Backpapier auslegen und den Brotteig einfüllen. Das Backrohr auf 170° Celsius aufheizen und das Brot auf die mittlere Schiene stellen. Bei Ober- und Unterhitze für 60 Minuten backen. Das Brot aus dem Ofen nehmen und für 10 Minuten in der Form auskühlen lassen. Aus der Form stürzen und vorsichtig in Scheiben schneiden. Du kannst die Brotscheiben portionsweise einfrieren oder das Brot im Ganzen im Kühlschrank lagern. Dort hält es etwa für eine Woche frisch.

Zutaten für das Abendessen:

2 Scheiben Nussbrot | 1 kleine Zwiebel | 1 TL Butter | 1 Tomate | etwas Majoran getrocknet | 1 EL saure Sahne | etwas Kräutersalz | Pfeffer aus der Mühle | 2 EL Gouda gerieben

Zubereitung:

Die Zwiebel in dünne Scheiben schneiden und in der Pfanne bei mittlerer Hitze goldbraun braten. Die Tomate klein würfeln und mit dem Majoran und der sauren Sahne zur Zwiebel geben. Mit Kräutersalz und Pfeffer aus der Mühle abschmecken und die Masse auf den zwei Broten verteilen. Mit dem Käse bestreuen und auf ein mit Backpapier ausgelegtes Backblech legen. Das Brot bei 200° Celsius auf der mittleren Schiene für 3 Minuten überbacken. Du kannst den Belag für das Brot auch mit Oregano oder frischen Kräutern deiner Wahl aromatisieren.

9. Tag:

Frühstück um 10 Uhr:

Vollkornbrot mit verschiedenen Aufstrichen

Zutaten für das Vollkornbrot ergibt ein Brot mit ca. 20 Scheiben:

1 Scheibe Brot hat etwa:

Kalorien 99,3 kcal | Eiweiß: 4 Gramm | Fett: 4,5 Gramm | Kohlenhydrate: 10,7 Gramm

Das ganze Brot hat:

Kalorien: 1999,7 kcal | Eiweiß: 81,5 Gramm | Fett: 90,5 Gramm | Kohlenhydrate: 214,8 Gramm

Zutaten für das Brot:

1 Hefewürfel frisch mit 42 Gramm | 100 ml Buttermilch lauwarm | 1 TL Zucker | 1 gute Prise Himalaya Salz | 300 Gramm Vollkorn Mehl | 50 Gramm Haselnüsse fein gerieben | 100 Gramm Leinsamen geschrotet | 2 EL Himbeer- Essig | 2 EL Sesam zum Bestreuen

Zubereitung:

Alle Zutaten außer dem Sesam gut verkneten. Den Teig für 50 Minuten bei Zimmertemperatur aufgehen lassen. Danach wieder gut durchkneten und zu einem Laib formen. Falls der Teig etwas zu weich ist, einfach etwas mehr Vollkorn Mehl einkneten. Auf ein mit Backpapier ausgelegtes Blech legen. Das Backrohr auf 170° Celsius aufheizen und das Brot auf die mittlere Schiene einschieben. Bei Ober- und Unterhitze für 60 Minuten backen. Aus dem Backrohr nehmen, gut auskühlen lassen und anschneiden.

Aufstriche:

Zutaten für den Schoko-Nuss Aufstrich - ergibt 400 Gramm oder 40 Portionen Aufstrich:

Kalorien: 2962,1 kcal | Eiweiß: 53,6 Gramm | Fett: 284,1 Gramm | Kohlenhydrate: 47,8 Gramm

300 Gramm Haselnüsse | 100 Gramm Erdnüsse | 1 Prise Himalaya Salz | 5 EL doppelt entölter Kakao | 5 EL Kokosöl | etwas Vanille Aroma | 3 EL Agavendicksaft

Zubereitung:

Alle Zutaten im Mixer fein pürieren. Es entsteht eine cremige Masse, die du in ein Schraubglas füllen und im Kühlschrank aufbewahren kannst. Eine Portion ist etwa 1 Teelöffel voll Aufstrich und hat ca. 60 Kalorien.

Zutaten für eine Portion Ananas Aufstrich:

Kalorien: 39,2 kcal | Eiweiß: 1,1 Gramm | Fett: 0 Gramm | Kohlenhydrate: 8,7 Gramm

15 Gramm Ananas frisch oder aus der Dose | 1 Spritzer Limettensaft | 1 EL Frischkäse | etwas Honig, Süßstoff, Xylit oder Stevia | 1 kleine Prise Meersalz

Zubereitung:

Die Ananas sehr klein schneiden und zusammen mit den restlichen

Zutaten verrühren. Du kannst dafür auch den Stabmixer verwenden. Dann erhältst du einen sehr musigen Aufstrich.

Zutaten für den Beeren Aufstrich - ergibt etwa 15 Portionen:

Kalorien: 109,5 kcal | Eiweiß: 2,8 Gramm | Fett: 1,1 Gramm | Kohlenhydrate: 22,1 Gramm

200 Gramm Beerenmix | 50 ml Orangensaft frisch gepresst oder ohne Zuckerzusatz | 1 Packung Tortenguss rot | 1 EL Agavendicksaft

Zubereitung:

Die Beeren zusammen mit dem Orangensaft pürieren und zusammen mit dem Tortenguss und dem Agavendicksaft einmal aufkochen lassen. In ein Schraubglas füllen und auskühlen lassen. Den übrigen Aufstrich kannst du im Kühlschrank lagern.

Zum Frühstück kannst du deine Brote mit den unterschiedlichen Aufstrichen bestreichen. Diese Aufstriche schmecken der ganzen Familie wunderbar und sind tolle Alternativen für süße Marmeladen und Aufstriche aus dem Handel.

Mittagessen zwischen 13 Uhr und 14 Uhr:

Pute mit Zwiebel, Käse, Tomaten und Rahmsauce

Kalorien: 357,9 kcal | Eiweiß: 46,6 Gramm | Fett: 14,3 Gramm | Kohlenhydrate: 10,7 Gramm

Zutaten für eine Person:

130 Gramm Putenbrust | etwas Meersalz | weißer Pfeffer | 1/2 Zwiebel | etwas Majoran getrocknet | 30 Gramm Mozzarella | 1 Tomate | etwas

Basilikum | etwas Thymian | 50 ml Sahne

Zubereitung:

Die Pute sehr dünn klopfen. Ein Backblech mit Backpapier auslegen und das Fleisch darauf verteilen. Salzen und pfeffern und mit der in dünne Ringe geschnittenen Zwiebel belegen. Darauf die klein gehackte Tomate verteilen und mit dem Mozzarella bedecken. Mit Majoran, Basilikum und Thymian würzen und mit der Sahne übergießen. Das Backrohr auf 180° Celsius aufheizen und das Fleisch auf der mittleren Schiene einschieben. Für 10 Minuten bei Ober- und Unterhitze backen. Wenn du möchtest, kannst du anstatt Mozzarella auch Bergkäse oder Blauschimmelkäse verwenden.

Zwischenmahlzeit zwischen 16 Uhr und 17 Uhr:

Möhren im Nußmantel mit Dip

Kalorien: 195,7 kcal | Eiweiß: 8,4 Gramm | Fett: 13,7 Gramm | Kohlenhydrate: 9,7 Gramm

Zutaten für eine Person:

1 kleine Möhre | 1 TL Maisstärke | 1 Ei | 2 EL Nüsse gerieben | Himalaya Salz | Pfeffer aus der Mühle | 2 EL Quark | 1 EL Koriander gehackt | etwas Abrieb einer unbehandelten Bio Zitrone | 1 Prise Cayenne Pfeffer

Zubereitung:

Die Möhren in etwa 1 cm dicke Stifte schneiden und in der Maisstärke wälzen. Das Ei schaumig schlagen, die geriebenen Nüsse einrühren und mit Salz und Pfeffer würzen. Die Möhren durchziehen. Ein Backblech mit Backpapier auslegen und die Möhren darauf verteilen. Das Backrohr auf 160° Celsius aufheizen und die Möhren auf der mittleren Schiene bei

Ober- und Unterhitze für etwa 7 Minuten backen. Du kannst die Möhren auch im Airfryer zubereiten.
Den Quark mit dem Koriander, dem Abrieb und dem Cayenne Pfeffer verrühren und zusammen mit den Möhren servieren. Du kannst den Quark natürlich nach Bedarf dezent salzen.

Abendessen bis 18 Uhr:

Bauern Cordon Bleu mit Blauschimmelkäse

Kalorien: 403 kcal | Eiweiß: 50,8 Gramm | Fett: 16,2 Gramm | Kohlenhydrate: 13,5 Gramm

Zutaten für eine Person:

150 Gramm Putenbrust oder Hühnerbrust ohne Haut | etwas Pfeffer aus der Mühle | 10 Gramm Bacon in dünnen Scheiben | 1 Perlzwiebel | 1 Gewürzgurke | 1 EL Hüttenkäse | 1 EL Bergkäse gerieben | 1/2 TL Petersilie

Für die Panade:

1 EL Mehl | 1 Ei | 1 EL Milch | 2 EL Semmelbrösel | 1 EL Walnüsse fein gerieben | Öl zum Backen oder Zubereitung im Airfryer

Zubereitung:

Das Fleisch dünn klopfen und mit Pfeffer aus der Mühle würzen. Die Perlzwiebeln und die Gewürzgurke klein würfeln und mit dem Hüttenkäse, Bergkäse und der Petersilie glatt rühren. Das Fleisch mit dem Bacon belegen und mit der Masse bestreichen. Zusammenklappen und mit einem Zahnstocher fixieren. Im Mehl wälzen. Das Ei mit der Milch verquirlen und das Cordon Bleu darin baden. Die Semmelbrösel mit den Walnüssen vermengen und das Fleisch darin panieren. Das Cordon Bleu in heißem Fett für etwa 8 Minuten oder im Airfryer für 15 Minuten backen.

10. Tag:

Frühstück um 10 Uhr:

Muffins mit Schinken und Käse - vier Stück haben:

Kalorien: 850,2 kcal | Eiweiß: 52,1 Gramm | Fett: 66,6 Gramm | Kohlenhydrate: 10,6 Gramm

Zutaten für 4 Muffins:

50 Gramm Butter weich | 2 Eier | 20 Gramm Quark | 80 Gramm Mandelmehl | 1 Prise Himalaya Salz | Pfeffer aus der Mühle | 20 Gramm Putenschinken | 20 Gramm Käse nach Wahl | 1 EL Petersilie

Zubereitung:

Die Butter schaumig schlagen bis sie weiß ist und ein Ei nach dem anderen in die Buttermasse einrühren. Für drei Minuten weiter schlagen. Den Quark einarbeiten, weiterrühren und das Mandelmehl hinzufügen. Den Schinken und den Käse fein würfeln und ebenfalls unter die Masse rühren. Mit der Petersilie verfeinern und mit Salz und Pfeffer abschmecken. Den Teig in vier Muffin Formen füllen. Das Backrohr auf 170° Celsius aufheizen und die Muffins für 15 Minuten auf mittlerer Schiene und Ober- und Unterhitze backen. Du kannst die Muffins auch im Airfryer zubereiten. Dazu die Formen in den Garkorb stellen und für etwa 20 Minuten backen.

Mittagessen zwischen 13 Uhr und 14 Uhr

Lammkotelette mit Linsen und Brokkoli

Kalorien: 457,3 kcal | Eiweiß: 22,7 Gramm | Fett: 34,1 Gramm |

Kohlenhydrate: 14,9 Gramm

Zutaten für eine Person:

200 Gramm Lammkotelett | 1 Zweig Rosmarin | 1 Zweig Thymian | 2 Knoblauchzehen | 1 Prise Himalaya Salz | 1 Gewürznelke | 1/2 Chili rot | etwas Abrieb einer unbehandelten Bio Orange | 1 EL Butter

Für das Linsengemüse:

1 Schalotte | 1 TL Olivenöl | 50 Gramm Linsen eingeweicht oder aus der Dose | 100 ml Gemüsebrühe | 1 Lorbeerblatt | 1 Prise Zimt | 40 Gramm Brokkoli in Röschen | 2 EL Schmand | Salz und Pfeffer | 2 EL Schnittlauch in Röllchen

Zubereitung:

Den Rosmarin, Knoblauch und Thymian im Mörser mit dem Himalaya-Salz, der Nelke, dem Chili und dem Abrieb der Orange zerstoßen. Das Fleisch damit gut einreiben und für einige Minuten marinieren lassen. In der Butter für je 2 Minuten pro Seite anbraten.
Für das Linsengemüse die Schalotte klein schneiden und im Olivenöl leicht anschwitzen. Die eingeweichten Linsen hinzugeben und mit der Brühe aufgießen. Lorbeerblatt und Zimt hinzufügen und für etwa 15 Minuten bei mittlerer Hitze leicht köcheln lassen. Den Brokkoli klein schneiden und hinzugeben. Alles salzen und pfeffern, mit dem Schmand verfeinern und bei kleiner Hitze für 15 Minuten ziehen lassen. Zusammen mit dem Kotelett anrichten und großzügig mit Schnittlauch bestreuen.

Zwischenmahlzeit zwischen 16 Uhr und 17 Uhr:

Apfel mit Nüssen gefüllt und Honig-Sauerrahm Sauce

Kalorien: 164,4 kcal | Eiweiß: 2,2 Gramm | Fett: 8 Gramm |

Kohlenhydrate: 20,9 Gramm

Zutaten für eine Person:

1 Apfel | 1 EL Haselnuss- Mus | 3 Gewürznelken | 1 El brauner Zucker oder Kokosblüten Zucker | 2 EL Sauerrahm | Saft einer halben Bio Limette | 1 TL Honig | 1 Prise Zimt | 1 Prise Himalaya Salz

Zubereitung:

Den Apfel mit einem Loch-Ausstecher vom Kerngehäuse befreien und in eine kleine Auflaufform stellen. Mit dem Haselnuss- Mus füllen und mit den Nelken spicken. Mit dem braunen Zucker bestreuen. Das Backrohr auf 170° Celsius aufheizen und den Apfel auf der mittleren Schiene bei Ober- und Unterhitze für etwa 20 Minuten backen. Den Sauerrahm mit dem Limettensaft glatt rühren und mit Honig, Zimt und Himalaya Salz abschmecken. Den heißen Apfel mit dieser Sauce übergießen und genießen. Alternativ kannst du auch einen Apfel auf diese Weise zubereiten.

Abendessen bis 18 Uhr:

Deftiger Linseneintopf

Kalorien: 342,6 kcal | Eiweiß: 24,5 Gramm | Fett: 23 Gramm | Kohlenhydrate: 9,4 Gramm

Zutaten für eine Person:

20 Gramm Speck gewürfelt | 1/2 rote Zwiebel | 1 Knoblauchzehe | 1/4 Möhre | 1 TL Olivenöl | 1 Stange Staudensellerie | 100 Gramm Linsen aus der Dose | 200 ml Gemüsebrühe | 1/2 cm Ingwer frisch, fein gerieben | 80 Gramm Tofu geräuchert | 1/2 TL Majoran getrocknet | 1 Prise Kreuzkümmel | etwas Thymian getrocknet | 2 EL Frischkäse | 1 EL

Walnüsse geröstet und gehackt | 1 TL Petersilie zum Bestreuen | Salz und Pfeffer

Zubereitung:

Die Zwiebel, den Knoblauch und die Möhre in kleine Würfel schneiden und zusammen mit dem gewürfelten Speck im Olivenöl für 5 Minuten goldbraun rösten. Den Staudensellerie klein schneiden und hinzugeben. Die Linsen ebenfalls kurz mitschwenken und alles mit der Brühe aufgießen. Für 5 Minuten köcheln lassen. Mit dem Ingwer aromatisieren. Den Tofu in 1 cm große Würfel schneiden und hinzugeben. Mit Majoran, Thymian und Kreuzkümmel würzen und für 10 Minuten bei kleiner Hitze köcheln lassen. Gelegentliches Umrühren nicht vergessen. Mit dem Frischkäse verfeinern und dezent mit Salz und Pfeffer abschmecken. Anrichten und vor dem Servieren mit den gehackten und gerösteten Walnüssen und der Petersilie bestreuen. Du kannst auch Erdnüsse oder Haselnüsse verwenden.

11. Tag:

Frühstück um 10 Uhr:

Omelette mit Spinat und Feta-Käse

Kalorien: 234,5 kcal | Eiweiß: 17,7 Gramm | Fett: 17,3 Gramm | Kohlenhydrate: 2 Gramm

Zutaten für eine Person:

1 TL Butter | 10 Gramm Blattspinat | 1/2 Schalotte | 1 EL Joghurt | 2 Eier | 20 Gramm Feta Käse | Himalaya Salz | weißer Pfeffer | 1 TL Schnittlauch in Röllchen zum Bestreuen

Zubereitung:

Den Blattspinat und die Schalotte in Streifen schneiden und in der Butter glasig anschwitzen. Die Eier mit dem Joghurt verquirlen und mit Salz und Pfeffer würzen. Das Ei über den Blattspinat in die Pfanne gießen und stocken lassen. Mit dem gewürfelten oder zerkrümelten Feta Käse bestreuen und die Pfanne mit einem Deckel verschließen. Bei kleiner Hitze für 5 Minuten garen lassen. Das Omelette zusammenklappen, anrichten und mit dem Schnittlauch bestreuen.

Mittagessen zwischen 13 Uhr und 14 Uhr:

Italienische Hühnerkeule mit Gnocchis

Kalorien: 388 kcal | Eiweiß: 36,3 Gramm | Fett: 16,7 Gramm | Kohlenhydrate: 23,3 Gramm

Zutaten für eine Person:

1 Hühnerkeule mit Haut | Salz und Pfeffer | 2 Schalotten | 2 Tomaten | 1/2 gelbe Paprika | 100 ml Gemüsebrühe | 2 Zweige Thymian | 1 Lorbeerblatt | 60 Gramm Vulkanspargel | 2 EL saure Sahne

Für die Gnocchis:

50 Gramm Gnocchis | 1 EL Butter | 4 Blätter Salbei | 1 EL Pinienkerne | Himalaya Salz | Pfeffer aus der Mühle

Der Vulkanspargel, auch Puntarella genannt, ist eine Art des Chicorees und hat einen sehr außergewöhnlichen Geschmack. Er ist leicht herb und bitter und somit ein tolles, grünes Gemüse zum Entschlacken und Entgiften.

Zubereitung:

Die Hühnerkeule salzen und pfeffern und in eine kleine Auflaufform legen. Die Schalotten schälen und vierteln und dazugeben. Die Tomaten kommen zusammen mit der grob gewürfelten Paprika in die Auflaufform. Den Backofen auf 180° Celsius aufheizen und die Auflaufform auf die mittlere Schiene einschieben. Für 20 Minuten bei Ober- und Unterhitze garen lassen. Mit der Brühe aufgießen und mit Thymian und Lorbeerblatt würzen. Den Vulkanspargel grob schneiden und ebenfalls in die Auflaufform legen. Bei 150° Celsius für weitere 20 Minuten fertig garen. Die Flüssigkeit mit Salz und Pfeffer abschmecken und mit Sauerrahm verfeinern.
Die Gnocchi laut Anweisung der Packung kochen. Abseihen und abschrecken und zusammen mit Salbei in Butter anschwenken. Die Pinienkerne hinzugeben und für weitere 3 Minuten braten. Mit Himalaya-Salz und Pfeffer aus der Mühle abschmecken und zusammen mit der Hühnerkeule und der Sauce servieren.

Zwischenmahlzeit zwischen 16 Uhr und 17 Uhr:

Kleines Schokoladen Mousse mit roter Grütze - 4 Portionen

Kalorien: 1429,2 kcal | Eiweiß: 31 Gramm | Fett: 105 Gramm | Kohlenhydrate: 89,6 Gramm

Zutaten für vier Personen:

2 Eier | 1 Eigelb | etwas Vanillezucker | 1 EL Zucker, Xylit oder Stevia | 100 Gramm Schokolade zartbitter mit hohem Kakaogehalt | 250 ml Sahne | 1 Packung Sahnesteif

Für die rote Grütze:

2 EL brauner Zucker | Saft einer halben Bio Orange | 200 Gramm Beerenmix frisch oder TK | 1 Prise Zimt | 1 Prise Himalaya Salz | 1 TL Maisstärke | 2 EL Wasser | Mark einer halben Vanilleschote

Zubereitung:

Die Eier mit dem Dotter schaumig schlagen. Den Vanillezucker und den Zucker hinzufügen. Die Schokolade in eine Metallschüssel geben und über einem heißen Wasserbad zum Schmelzen bringen. Die Schokolade auf Lippen-Temperatur abkühlen und mit dem Schneebesen zügig in die Eimasse einrühren. Die Sahne mit dem Sahnesteif steif schlagen und vorsichtig unter die Schokoladen-Masse heben. Für vier Stunden im Kühlschrank auskühlen lassen.
Für die rote Grütze den braunen Zucker in einem kleinen Topf karamellisieren lassen. Mit dem Orangensaft ablöschen und gut durchrühren. Für ein bis 2 Minuten köcheln lassen, bis sich der Zucker vollständig im Orangensaft aufgelöst hat. Vanille, Beeren, Zimt und Salz hinzugeben und einmal kurz erhitzen. Die Maisstärke mit dem Wasser

verrühren und die rote Grütze damit unter ständigem Rühren abbinden. Den Topf sofort von der Hitze nehmen. Die rote Grütze zum Schokoladenmousse servieren. Du kannst diese Köstlichkeit zusätzlich mit einem Klacks Sahne und frischen Beeren verfeinern.

Abendessen bis 18 Uhr:

Blumenkohl Pizza mit Mozzarella

Kalorien: 344,4 kcal | Eiweiß: 34,8 Gramm | Fett: 20,4 Gramm | Kohlenhydrate: 5,4 Gramm

Zutaten für eine Person:

80 Gramm Blumenkohl | 1 Ei | 1 EL Kokosmehl | 20 Gramm Gouda gerieben | Salz und Pfeffer | 3 EL passierte Tomaten ohne Zuckerzusatz | etwas Oregano getrocknet | 80 Gramm Mozzarella | 10 Gramm Ruccola Salat | 1 EL Olivenöl | Pfeffer aus der Pfeffermühle

Zubereitung:

Den Blumenkohl roh im Mixer auf die Größe eines Reiskorns zerkleinern. Salzen, pfeffern und mit dem Ei, Kokosmehl und dem Gouda vermengen. Dies ist der Pizzaboden und kommt in eine mit Backpapier ausgelegte runde Springform. Mit den passierten Tomaten bestreichen, mit Oregano aromatisieren und mit Mozzarella belegen. Das Backrohr auf 180° Celsius aufheizen und die Pizza auf mittlerer Schiene für 12 Minuten backen. Aus dem Ofen nehmen, mit Ruccola Salat belegen, mit Olivenöl beträufeln und mit Pfeffer aus der Pfeffermühle würzen. Du kannst den Low Carb Pizzaboden mit Salami, Thunfisch, Schinken und sämtlichen Zutaten deiner Wahl belegen.

12. Tag:

Frühstück um 10 Uhr:

Baked Beans mit Spiegelei und Schinken

Kalorien: 203,1 kcal | Eiweiß: 11,2 Gramm | Fett: 10,7 Gramm | Kohlenhydrate: 15,2 Gramm

Zutaten für eine Person:

60 Gramm Baked Beans in Tomatensauce aus der Dose, ohne Zuckerzusatz | 1 EL Joghurt | 1 Ei | 1 TL Butter | 2 dünne Scheiben Putenschinken | 1 TL Minze gehackt | etwas Kräutersalz | Pfeffer aus der Mühle

Zubereitung:

Die Baked Beans mit dem Joghurt erhitzen. Das Ei in der Butter zu einem Spiegelei braten und auf den Bohnen anrichten. In derselben Pfanne den Schinken von beiden Seiten knusprig braten und ebenfalls über den Bohnen anrichten. Alles großzügig mit gehackter Minze bestreuen und nach bedarf mit Salz und Pfeffer aus der Mühle abschmecken.

Mittagessen zwischen 13 Uhr und 14 Uhr:

Fisch mit Salat aus Apfel und Bulgur und Meerrettich

Kalorien: 356 kcal | Eiweiß: 29,8 Gramm | Fett: 5,6 Gramm | Kohlenhydrate: 46,6 Gramm

Zutaten für eine Person:

50 Gramm Bulgur | 50 ml Apfelsaft frisch gepresst oder ohne Zuckerzusatz | 50 ml Gemüsebrühe | 1/2 Apfel | 1 TL Meerrettich frisch gerieben | 1 Radieschen | 2 EL Buttermilch | Saft einer halben Bio Limette | 1 EL Petersilie | Meersalz | weißer Pfeffer | etwas Muskat gemahlen | 130 Gramm Fischfilet | etwas Zitronensaft | 1 EL Butter

Zubereitung:

Für den Salat den Apfelsaft mit der Gemüsebrühe erhitzen und über den Bulgur gießen. Für 20 Minuten quellen lassen. Den Apfel klein würfeln und die Radieschen fein raspeln. Unter den Bulgur mengen und mit dem Meerrettich und der Buttermilch vermengen. Mit dem Limettensaft und der Petersilie abschmecken. Mit Salz, Pfeffer und Muskat würzen. Den Fisch salzen, pfeffern und mit Zitronensaft beträufeln. Im Butter von beiden Seiten für etwa je 2 Minuten glasig braten und zusammen mit dem lauwarmen Salat anrichten.

Zwischenmahlzeit zwischen 16 Uhr und 17 Uhr:

Frozen Joghurt mit Mango

Kalorien: 133,1 kcal | Eiweiß: 7,5 Gramm | Fett: 3,5 Gramm | Kohlenhydrate: 17,9 Gramm

Zutaten für eine Person:

1/2 Mango | 1 EL Zitronensaft | 1 Eiklar | 100 Gramm Joghurt | 1 EL Honig - alternativ Xylit, Stevia oder Süßstoff

Zubereitung:

Alle Zutaten im Mixer pürieren und in eine Plastikschüssel geben. Für etwa 2 Stunden einfrieren und immer wieder mit der Gabel durchrühren.

Aus dem Eisfach nehmen, erneut in den Mixer geben, durchmixen und genießen. Du kannst das Frozen Joghurt natürlich mit sämtlichen Früchten deiner Wahl zubereiten. Besonders gut eignen sich natürlich frische Beeren aus dem Garten.

Abendessen bis 18 Uhr:

Knackiger Salat mit Knoblauch-Garnelen

Kalorien: 473,8 kcal | Eiweiß: 35,5 Gramm | Fett: 27,5 Gramm | Kohlenhydrate: 21,2 Gramm

Zutaten für eine Person:

50 Gramm Eisberg Salat | 1 Tomate | 20 Gramm Baby Blattspinat | 1 EL Pinienkerne | 1/4 Salatgurke | 1 Ei hart gekocht | 1 EL Olivenöl | 2 EL Himbeer- Essig | Kräutersalz | Pfeffer aus der Mühle | 120 Gramm Garnelen ohne Schale und geputzt | 3 Knoblauchzehen | 1 EL Butter | etwas Abrieb einer unbehandelten Bio Zitrone | etwas Thymian frisch

Zubereitung:

Den Salat gut waschen, in der Salatschleuder trocknen und klein schneiden. Die Tomate würfeln, die Gurke in Halbmond Form schneiden und das Ei in Scheiben schneiden. Alles zusammen mit dem Babyblattspinat und den Pinienkernen vermengen. Aus dem Olivenöl und dem Himbeer- Essig zusammen mit Kräutersalz und Pfeffer aus der Mühle zu einem Dressing rühren. Den Salat damit marinieren und auf einem Teller anrichten. Den Knoblauch in dünne Scheiben schneiden und zusammen mit den Garnelen in der Butter für etwa 4 Minuten braten. Nun auf dem Salat anrichten und mit dem Abrieb der Zitrone und dem frischen Thymian aromatisieren. Je nachdem wie hoch dein Umsatz an Kalorien sein soll, kannst du natürlich auch eine Scheibe Eiweißbrot zum

Salat essen.

13. Tag:

Frühstück um 10 Uhr:

Avokadocreme mit Brot

Kalorien: 162,9 kcal | Eiweiß: 6,6 Gramm | Fett: 8,9 Gramm | Kohlenhydrate: 14,1 Gramm

Zutaten für eine Person:

1 Scheibe Nussbrot | 1/4 Avocado | 1 EL Frischkäse | 1 Messerspitze Ingwer frisch und fein gerieben | etwas Saft einer Bio Limette | Kräutersalz | Pfeffer aus der Mühle | 1 TL Schnittlauch in Röllchen zum Bestreuen

Zubereitung:

Die Avocado mit der Gabel zerdrücken und mit dem Frischkäse glatt rühren. Danach mit dem Ingwer und dem Limettensaft abschmecken und mit Kräutersalz und frisch gemahlenem Pfeffer würzen. Auf das Brot streichen und mit Schnittlauch bestreuen.

Mittagessen zwischen 13 Uhr und 14 Uhr:

Gefüllte Auberginen

Kalorien: 313,4 kcal | Eiweiß: 25,8 Gramm | Fett: 19,8 Gramm | Kohlenhydrate: 8 Gramm

Zutaten für eine Person:

1 Schalotte | 80 Gramm Rinderhack mager | 1 EL Olivenöl | 1/2 TL Currypulver gelb | 1 EL Walnüsse gehackt | 1 Stange Staudensellerie | Saft einer halben Bio Zitrone | 3 EL Frischkäse | 1 EL Petersilie gehackt | etwas Majoran getrocknet | etwas Oregano getrocknet | Himalaya Salz | weißer Pfeffer | 1/2 große Aubergine | 2 EL geriebenen Käse nach Wahl

Zubereitung:

Die Schalotte schälen und klein schneiden und zusammen mit dem mageren Rinderhack im Olivenöl kräftig anbraten. Das Currypulver kurz miträsten. Die Walnüsse hinzugeben und ebenfalls leicht anbraten. Vom Herd nehmen. Den Staudensellerie in dünne Streifen schneiden und unterrühren. Mit Zitronensaft abschmecken und mit dem Frischkäse verfeinern. Mit Petersilie, Majoran, Oregano, Himalaya Salz und weißem Pfeffer würzen. Die Aubergine mit einem Löffel vom Kerngehäuse befreien. Die Aubergine leicht salzen und pfeffern und mit der Hackfleisch-Masse befüllen. Mit dem Käse bestreuen. Das Backrohr auf 180° Celsius aufheizen und die Aubergine auf die mittlere Schiene geben. Bei Ober- und Unterhitze für 20 Minuten backen. Du kannst dieses Gericht auch im Airfryer zubereiten. Dazu die Aubergine in den mit Backpapier ausgelegten Garkorb legen und ebenfalls für 20 Minuten backen.

Zwischenmahlzeit zwischen 16 Uhr und 17 Uhr:

Feigen im Speckmantel

Kalorien: 122,3 kcal | Eiweiß: 7,7 Gramm | Fett: 6,3 Gramm | Kohlenhydrate: 8,7 Gramm

Zutaten für eine Person:

1 Feige | 4 dünne Scheiben rohen Schinken (z.B. Schwarzwälder Schinken) | 1 TL Nüsse geröstet und klein gehackt nach Wahl | 1 EL Frischkäse | etwas Honig | 1/2 TL Minze gehackt | 1 Prise Pfeffer weiß

Zubereitung:

Die Feige vierteln und jede Spalte mit dem Speck umwickeln. In einer beschichteten Pfanne ohne Öl von allen Seiten knusprig braten. Die Nüsse mit dem Frischkäse verrühren. Mit dem Honig abschmecken und mit der Minze aromatisieren. Mit Pfeffer würzen und zusammen mit den heißen Feigen als Dip servieren.

Abendessen bis 18 Uhr:

Hühnchen mit Birne und Blauschimmel Käse

Kalorien: 352,6 kcal | Eiweiß: 42,6 Gramm | Fett: 15,8 Gramm | Kohlenhydrate: 10 Gramm

Zutaten für eine Person:

130 Gramm Hühnerbrust ohne Haut | 1 Schalotte | 1 EL Butter | 80 Gramm Birne | 2 EL Weißwein | 100 ml Gemüsebrühe | 60 Gramm Brokkoli Rosen | 1 TL Blauschimmel Käse (Bavaria Blue oder Gorgonzola) | 1 Salbei Blatt gehackt | 1 Messerspitze Cayenne Pfeffer | etwas Himalaya-Salz | 1 Prise Kümmel gemahlen

Zubereitung:

Das Huhn in dünne Streifen schneiden, die Schalotte schälen und fein würfeln. Zusammen in der Butter hell anbraten. Die Birne entkernen und schälen und klein gewürfelt hinzufügen. Mit dem Weißwein ablöschen, kurz die Flüssigkeit verdampfen lassen und mit der Brühe aufgießen. Den Brokkoli in kleine Rosen geschnitten hinzu geben. Blauschimmel Käse und Salbei hinzugeben und bei mittlerer Hitze für etwa 6 Minuten köcheln. Das Umrühren nicht vergessen. Mit Cayenne Pfeffer, Himalaya Salz und

Kümmel abschmecken und servieren.

14. Tag:

Frühstück um 10 Uhr:

Ayurveda Joghurt mit roten Johannisbeeren

Kalorien: 182,9 kcal | Eiweiß: 7 Gramm | Fett: 6,8 Gramm | Kohlenhydrate: 22,1 Gramm

Zutaten für eine Person:

150 Gramm Joghurt | 1 Messerspitze Kardamom gemahlen | 1 Prise Nelkenpulver | 1 Messerspitze Kurkuma | 1 TL Ghee (geklärte Butter) | 1/2 TL Honig | 1 Prise Himalaya Salz | etwas Abriebe einer unbehandelten Bio Zitrone | 100 Gramm rote Johannisbeeren frisch oder TK

Zubereitung:

Das Joghurt mit dem Kardamom, Nelkenpulver, Kurkuma und Ghee (geklärte Butter) glatt rühren. Mit dem Honig verfeinern und mit dem Salz und dem Abrieb der Zitrone abschmecken. Die Johannisbeeren vorsichtig unterheben.

Mittagessen zwischen 13 Uhr und 14 Uhr:

Cremige Kürbissuppe mit Hühner Sate- Spießen

Kalorien: 353,3 kcal | Eiweiß: 16,6 Gramm | Fett: 24,4 Gramm | Kohlenhydrate: 14,1 Gramm

Zutaten für eine Person:

Für die Suppe:

1/4 Zwiebel | 60 Gramm Hokkaido Kürbis ohne Schale | 1 Knoblauchzehe | 1 EL Ghee | 1/4 Mango | Saft einer halben Bio Orange | 200 ml Gemüsebrühe | 1 EL Sahne | 1 Prise Zimt | Himalaya Salz | weißer Pfeffer

Für die Sate Spieße:

60 Gramm Hühnerbrust ohne Haut oder Innenfilets | 1 EL Joghurt | 1 Messerspitze Currypulver gelb | 1/2 Schalotte | 1 Knoblauchzehe | 1/2 Chili rot | 1 Spritzer Limettensaft | einige Koriander Samen | 1/2 TL Olivenöl

Zubereitung:

Für die Suppe den Zwiebel, den Knoblauch und den Kürbis grob schneiden und im Ghee leicht anbraten. Die Mango würfeln und hinzugeben und mit dem Saft der Orange ablöschen. Die Flüssigkeit kurz verdampfen lassen und mit der Brühe aufgießen. Für etwa 10 Minuten bei mittlerer Hitze kochen. Mit der Sahne verfeinern und mit dem Zimt, Salz und Pfeffer würzen. Mit dem Stabmixer fein pürieren und nicht mehr aufkochen.
Für die Spieße das Joghurt mit dem gelben Curry glatt rühren. Schalotte, Knoblauch und Chili sehr fein hacken und unter das Joghurt rühren. Mit Limettensaft, Koriander- Samen und Olivenöl vermengen und mit Salz und Pfeffer abschmecken. Das Huhn in dünne Streifen schneiden und in der Marinade einlegen. Auf Holzspieße stecken und in einer beschichteten Pfanne für je 2 Minuten auf jeder Seite braten. Die Suppe anrichten und zusammen mit den aromatischen Spießen servieren.

Zwischenmahlzeit zwischen 16 Uhr und 17 Uhr:

Knusprige Parmesan Chips mit Nüssen

Kalorien: 117,3 kcal | Eiweiß: 8,1 Gramm | Fett: 8,3 Gramm |

Kohlenhydrate: 1,6 Gramm

Zutaten für eine Person:

3 EL Parmesan fein gerieben | 1 TL Erdnüsse fein gehackt | 3 Nadeln Rosmarin fein gehackt | Pfeffer aus der Mühle

Zubereitung:

Alle Zutaten miteinander vermengen und ein Backblech mit Backpapier auslegen. Mit einem Löffel kleine Häufchen auf das Papier setzen. Unbedingt darauf achten, dass zwischen den Haufen ein Abstand von etwa 7 cm ist. Das Backrohr auf 200° Celsius aufheizen. Das Blech auf die mittlere Schiene einschieben und die Chips bei Ober- und Unterhitze für 5 Minuten backen.

Abendessen bis 18 Uhr:

Grünes Curry mit Bohnen und Romanesco Röschen

Kalorien: 117,5 kcal | Eiweiß: 8,3 Gramm | Fett: 3,4 Gramm | Kohlenhydrate: 12,6 Gramm

Zutaten für eine Person:

1 TL grüne Currypaste aus dem Asia Shop | 50 ml Kokoscreme | 150 ml Gemüsebrühe | 2 Kaffir Lime Blätter frisch oder getrocknet | 2 dünne Scheiben Ingwer frisch und geschält | 1/2 Stange Zitronengras | 60 Gramm grüne Bohnen | 60 Gramm Romanesco Rosen | 60 Gramm Tofu geräuchert und schnittfest | Sojasauce | Fischsauce | 1 Spritzer Süßstoff | 1 bis 2 Chili rot oder grün für alle, die es besonders scharf lieben

Zubereitung:

Die grüne Currypaste in einem Wok anrösten und mit der Kokoscreme aufgießen. Mit dem Schneebesen gut durchrühren, damit sich die Paste vollständig auflöst. Die Gemüsebrühe dazu geben und zusammen mit den Kaffir Lime Blättern, dem Ingwer und dem Zitronengras aufkochen lassen. Die grünen Bohnen und die Romanesco Rosen hinzugeben und für etwa 8 Minuten mitkochen. Den Tofu würfeln und in das Curry geben. Mit Sojasauce und Fischsauce würzen und mit dem Süßstoff abrunden. Wer es sehr scharf mag, der gibt zuvor die fein gehackten Chili in die Suppe.

Du kannst natürlich bereits um 9 Uhr frühstücken, dann musst du das Abendessen jedoch bereits um 17 Uhr beendet haben. Zwischen dem Frühstück und der letzten Mahlzeit des Tages liegen genau 8 Stunden. Zwischen dem letzten Essen des Tages und dem Frühstück am nächsten Tag müssen genau 16 Stunden liegen, damit dieses Programm auch funktioniert. Während der 8 Stunden, die zum Essen dienen, bist du relativ flexibel und kannst dein Mittagessen schon einmal früher oder etwas später als 13 Uhr oder 14 Uhr einnehmen. Du wählst einen Zeitrahmen, der am besten zu deinem persönlichen Lebensmodell passt. Die Zeit fürs Essen kann auch zwischen 11 Uhr und 19 Uhr liegen, oder sogar zwischen 14 Uhr und 22 Uhr. Du musst einzig und alleine darauf achten, dass an 8 Stunden des Tages gegessen wird, und die darauffolgenden 16 Stunden wird komplett gefastet.

Mit aromatisiertem Wasser schlank und fit bleiben

Nun hast du dich durch die einzelnen Gerichte gestöbert, vielleicht auch schon mit deiner Intervall Diät begonnen, und fragst dich, wie du deine Lust auf Limonaden und Säfte bekämpfen kannst. Wir haben hier einige Rezepte für dich vorbereitet, wie du aus gewöhnlichem Wasser herrliche und kalorienfreie Getränke zaubern kannst. Damit wirst du sicher kein Problem mehr haben, wirklich auf deine 2 Liter pro Tag zu kommen.

Das Wasser kannst du natürlich eiskalt trinken, für den Körper bekömmlicher ist es jedoch, das Wasser bei Zimmertemperatur zu konsumieren. Auch diverse Tees unterstützen dich hervorragend bei deiner Diät. Auch hier haben wir einige Anregungen für dich gesammelt, welche Tees am besten zur Intervall Diät passen.

Rezepte für aromatisiertes Wasser

Wasser mit Zitrusfrüchten

Einige Scheiben Zitrusfrüchte gießt du einfach mit einem Liter Wasser, Mineralwasser oder Sodawasser auf. Achte darauf, dass du ausschließlich unbehandelte Bio Früchte verwendest. Du kannst zusätzlich auch den Saft einer Zitrone, Limette, Orange oder Grapefruit in das Wasser pressen.

Wasser mit Beeren und Thymian

Einige Beeren und einen halben Bund Thymian mit einem Liter Wasser, Mineralwasser oder Sodawasser aufgießen und etwas ziehen lassen. Du kannst auch immer wieder Wasser nachgießen. Dieses aromatische Wasser hilft, den Heißhunger zu bekämpfen.

Wasser mit Gurken und Koriander

Einige Scheiben Gurken und einen Viertel Bund Koriander mit einem Liter Wasser, Sodawasser oder Mineralwasser übergießen. Du kannst das Wasser immer wieder nachfüllen. Dieses Getränk ist sehr erfrischend und besonders an heißen Sommertagen ein absoluter Hit.

Wasser mit Ingwer

Schneide von einer Ingwerwurzel drei frische Scheiben ab und gieße diese mit einem Liter Wasser, Sodawasser oder Mineralwasser auf. Den Ingwer für etwa eine halbe Stunde ziehen lassen und das aromatische Wasser genießen. Du kannst auch immer wieder Wasser nachfüllen. Ingwer wirkt Appetit hemmend und regt den Stoffwechsel an.

Wasser mit Ananas und Kiwi

Eine Scheibe Ananas und zwei Scheiben Kiwi mit einem Liter Wasser, Mineralwasser oder Sodawasser übergießen und kurz ziehen lassen. Dieses Wasser hat einen sehr fruchtigen, leicht säuerlichen Geschmack und ist der perfekte Durstlöscher. Natürlich kannst du immer wieder Wasser nachgießen.

Wasser mit Zitronenmelisse, Sauerampfer und Apfel

Zwei Apfelscheiben, einen halben Bund Zitronenmelisse und etwas Sauerampfer mit Wasser, Sodawasser oder Mineralwasser übergießen und kurz ziehen lassen. Fruchtig frisch und ohne Kalorien ist dieses Getränk der ideale Durstlöscher während deiner Diät.

Aromatisiertes Wasser

Im Handel sind verschiedenste Aromen erhältlich, mit denen du dein Wasser aufpeppen kannst. Achte darauf, dass du immer Aroma ohne Zuckerzusatz verwendest. Ob Pfefferminz Aroma, Vanille Aroma oder Beeren Aroma - solo oder kombiniert, hier sind deiner Fantasie keine Grenzen gesetzt. Wenn du große Lust auf Limonade hast, dann gib die Aromen in Sodawasser und süße es leicht mit Süßstoff. So hast du im Nu eine Diät Limonade ohne Kalorien gezaubert.

Rezepte für verschiedene Tees

Senna Tee mit Ingwer

Senna Tee und einige Scheiben Ingwer mit einem Liter abgekochtem Wasser übergießen und für etwa 10 Minuten ziehen lassen. Dieser Tee regt die Verdauung und den Stoffwechsel an und ist perfekt zum Entschlacken und Entgiften geeignet. Du kannst diesen Tee heiß, oder auch als Eistee mit einigen Eiswürfeln genießen.

Aromatischer Gewürztee

1 Stange Zimt, einige Gewürznelken, Kardamom, Ingwer und Sternanis mit einem Liter abgekochtem Wasser übergießen und für etwa 15 Minuten ziehen lassen. Dieser Tee regt den Stoffwechsel an, bringt den Kreislauf in Schwung und ist eine Wunderwaffe gegen Heißhunger Attacken.

Kräutertee

Während der Diät kannst du sämtliche Kräutertees trinken. Egal ob Kamille, Minze oder Brennnessel, alle Tees lassen sich heiß und kalt genießen und eignen sich perfekt, um die Schlacken und Giftstoffe aus deinem Körper abzutransportieren.

Grüner Tee

Auch grüner Tee ist eine gute Wahl während der Diät, da er Hunger vertreibt und deinen Blutdruck reguliert. Grüner Tee wirkt Blut reinigend und regt sowohl den Stoffwechsel, als auch die Verdauung an.

Egal für welche Getränke du dich auch entscheidest, denke immer daran, dass du täglich mindestens 2 Liter trinken solltest. Wer ausreichend trinkt, hat nicht nur weniger Hunger, die Haut wird strahlend und glatt und sogar Cellulite kann sich rasch verbessern, da mit genügend Flüssigkeit alle Giftstoffe und Schlacken aus dem Bindegewebe ausgeschwemmt werden.

Während deiner Fasten-Periode darfst du ausschließlich kalorienfreie Getränke zu dir nehmen. Kaffee ist zwar erlaubt, jedoch musst du diesen schwarz und ohne Zucker trinken. Ein kleiner Hinweis, Kaffee ohne Milch ist ohnehin viel bekömmlicher und gesünder.

Tipps gegen Heißhunger

Wenn dich die Lust auf Süßes ganz schlimm plagt, kannst du beruhigt eine Rippe Schokolade essen. Am besten eignet sich dafür dunkle Schokolade mit einem hohen Kakaoanteil, die du langsam genießen solltest. Natürlich darfst du diese nur während der Essens-Phase naschen.

Oft hilft auch ein Glas Sodawasser gegen immensen Appetit. Ein Tipp: trink das Sodawasser lauwarm. Es kann dich zwar etwas aufblähen, vertreibt jedoch den Hunger im Nu. Das ist natürlich auch während der Fasten-Periode erlaubt.

Du kannst natürlich auch Cola light oder Diät Cola trinken, vorausgesetzt es hat keine Kalorien und enthält keinen Zucker. Für manche sind diese Light-Getränke denkbar ungeeignet, weil sie zusätzlich den Appetit anregen. Da sie durch den Süßstoff süß schmecken, wird die Lust auf Süßes so nur zusätzlich geschürt. Ob du Light-Getränke trinken möchtest, musst du individuell für dich entscheiden.

Ablenkung ist das A und O. Wenn du ständig nur ans Essen denkst, dann wirst du auch immer Hunger haben. lenke dich ab. Unternimm einen Spaziergang, lies ein schönes Buch, ruf deine Freunde an oder lass dir ein angenehmes Bad ein.

Auch eine Massage unterstützt dich bei deiner Diät. Nicht nur, dass die Massage wunderbar entspannend ist, sie wirkt auch anregend und hilft dem Körper dabei zu entschlacken. Besonders geeignet sind Lymphdrainagen, Fußreflexzonen Massagen, Thai Massagen und Sportmassagen.

Gönne dir zwischendurch immer wieder ein Verwöhnprogramm. Peeling und Maske, straffende Wickel oder ein schönes, duftendes Körperöl steigern zusätzlich das Wohlbefinden. Auch kannst du dir eine Maniküre oder eine Pediküre gönnen. Mit deinem neuen Körpergefühl harmonieren diese Schönheitsprogramme sehr gut und du wirst dich augenblicklich jung, schön, fit und begehrenswert fühlen.

Triff dich mit Freunden, geh ins Kino, ins Museum oder unternimm spontan einen Ausflug. Alles was dich ablenkt und dir gut tut, unterstützt dich auch bei deiner Diät.

Kauf dir neue Kleidung. Nach einer Woche wirst du bereits eine Veränderung an deinem Körper bemerken. Dafür solltest du dich sofort mit einem schönen Kleid, einer lässigen Jeans oder einem T-Shirt belohnen - in einer Größe, von der du bis jetzt immer nur geträumt hast.

Wie du auch nach der Intervall Diät dein Gewicht halten kannst

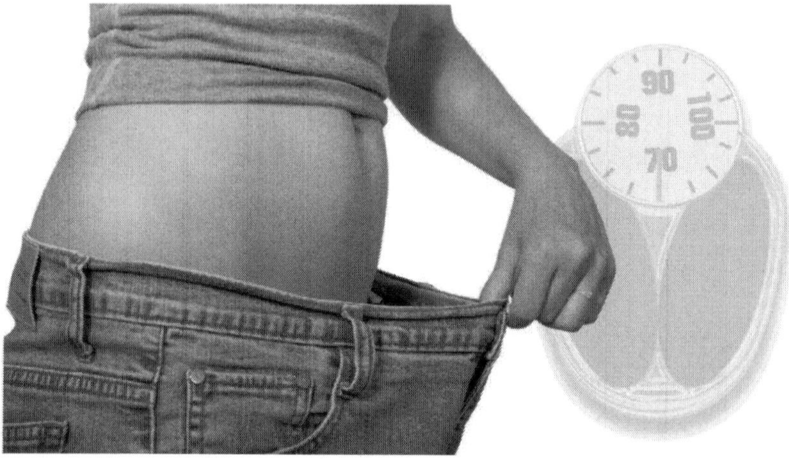

Es ist ein schönes Gefühl, endlich das Traumgewicht erreicht zu haben. Nun gilt es natürlich dies zu halten. Nach vielen Diäten machen sich bereits wenige Tage nach Beendigung des Ernährungsprogramms und nach der Rückkehr zu normalem Essen sofort wieder die unerwünschten Pfunde an Bauch, Bein und Po breit. Bei der Intervall Diät wurde jedoch der Stoffwechsel so angeregt, dass du bei einer normalen Ernährung nicht wieder zunehmen solltest. Die Betonung liegt hier auf normaler Ernährung. Denn wer sofort wieder zu fetter Pizza, Eisbecher und Pommes zurückkehrt, der darf sich nicht wundern, wenn die Diät außer Mühe nichts gebracht hat. So gut das Intervallfasten auch funktioniert - es kann dennoch keine Wunder wirken. Wer jedoch auch in Zukunft ein bis zwei Intervall-Fasten-Tage in den Alltag einbauen kann, der wird auch weiter immer noch etwas abnehmen, oder zumindest das Gewicht halten. Besonders effektiv wäre es, einen kompletten Tag pro Woche zu fasten. An diesem Tag dürftest du nur Wasser, Tee, aromatisiertes Wasser, Gemüsebrühe und eine kleine Portion gebratenes Hühnchen mit grünem

Salat zu dir nehmen. Wenn dir das einmal pro Woche zu viel ist, kannst du es zumindest ein bis zweimal pro Monat versuchen. Deine Figur wird es dir danken.

Smoothies als Mahlzeit-Ersatz?

Du kannst natürlich jede beliebige Mahlzeit des Tages gegen einen Smoothie austauschen. Achte darauf, dass du auch immer wieder zu grünen Smoothies greifst und dies auch wirklich nur während der Phase zu dir nimmst, die zum Essen gedacht ist.

Auch nach der Intervalldiät wäre es eine gute Idee, einmal pro Woche zum Beispiel das Mittagessen durch einen grünen Smoothie zu ersetzen. So bleibst du fit und auch die Waage zeigt so immer ein erfreuliches Ergebnis an.

Impressum:

Auflage (Erstauflage 2018)

Umschlaggestaltung, Illustration:

ILM Beratungs und Vertriebs Ltd.

Lektorat, Korrektorat: *ILM Beratungs und Vertriebs Ltd.*

Kontakt: bksl@gmx.at

Taschenbuch

KDN-ISBN: 9781980613251

e-book

ASIN:

Risiko-Hinweis und Haftung

Empfehlungen, Charts und Tabellen für verlässlich, jedoch können wir keine Garantie für Richtigkeit und Aktualität übernehmen. Die Inhalte in diesem Werk sind nach bestem Gewissen verfasst, wir halten unsere Quellen für verlässlich, aber auch hier können wir keine Garantie auf

Richtigkeit und Aktualität geben. Die Informationen geben lediglich einen Einblick in die Meinung der Verfasser.

Haftungsausschluss

Die Inhalte wurden mit größtmöglicher Sorgfalt erstellt. Der Autor übernimmt jedoch keine Gewähr für die Richtigkeit und Vollständigkeit der hier befindlichen Informationen sowie bereitgestellten Inhalte.

Urheber- und Kennzeichenrecht

Bei den Inhalten die erstellt wurden, werden die Urheberrechte Dritter beachtet. Insbesondere werden Inhalte und Rechte Dritter als solche gekennzeichnet.

Sollte der Nutzer trotzdem auf eine Urheberrechtsverletzung aufmerksam werden, bitten wir um einen entsprechenden Hinweis. Bei Bekanntwerden von Rechtsverletzungen werden wir derartige Inhalte umgehend entfernen.

Etwaige Bilder und Grafiken: Privatarchiv, Pixabay.com, shutterstock, .iconfinder.com

36615847R00051

Printed in Poland
by Amazon Fulfillment
Poland Sp. z o.o., Wrocław